100 YEARS
HEALTH

100年時代の健康法

東京都健康長寿
医療センター研究所
研究部長 医学博士
北村明彦
Akihiko Kitamura

サンマーク出版

「誰よりも長生きした人間」とは、誰よりも歳をとった人間のことではない。
最も人生を楽しんだ人間のことである。

ジャン＝ジャック・ルソー（フランスの哲学者）

はじめに「不健康な長寿」の誕生

私は「大規模調査によって社会の健康問題をあぶり出す」という公衆衛生分野の研究を行っている。行政と組んで健康対策を実行するのも、公衆衛生学の一環だ。

その研究の中でわかったことがある。

それは、**健康に悪いとされる「メタボリックシンドローム」（以下、メタボ）が、じつは高齢者の自立喪失（要介護発生もしくは死亡）には関与していなかった**という事実だ。

「メタボは健康余命に関係しない」——公衆衛生・7年調査でわかったこと

私たち研究チームは、北関東・山間部の65歳以上1524人を対象に、2002年から2014年まで、メタボと要介護の関係について平均7年にわたる追跡調査を行った。

すると**65歳以上の人が7年後も自立して生活できるかどうかは、男女ともにその人がメ**

メタボの有無で自立喪失リスクは変わらない

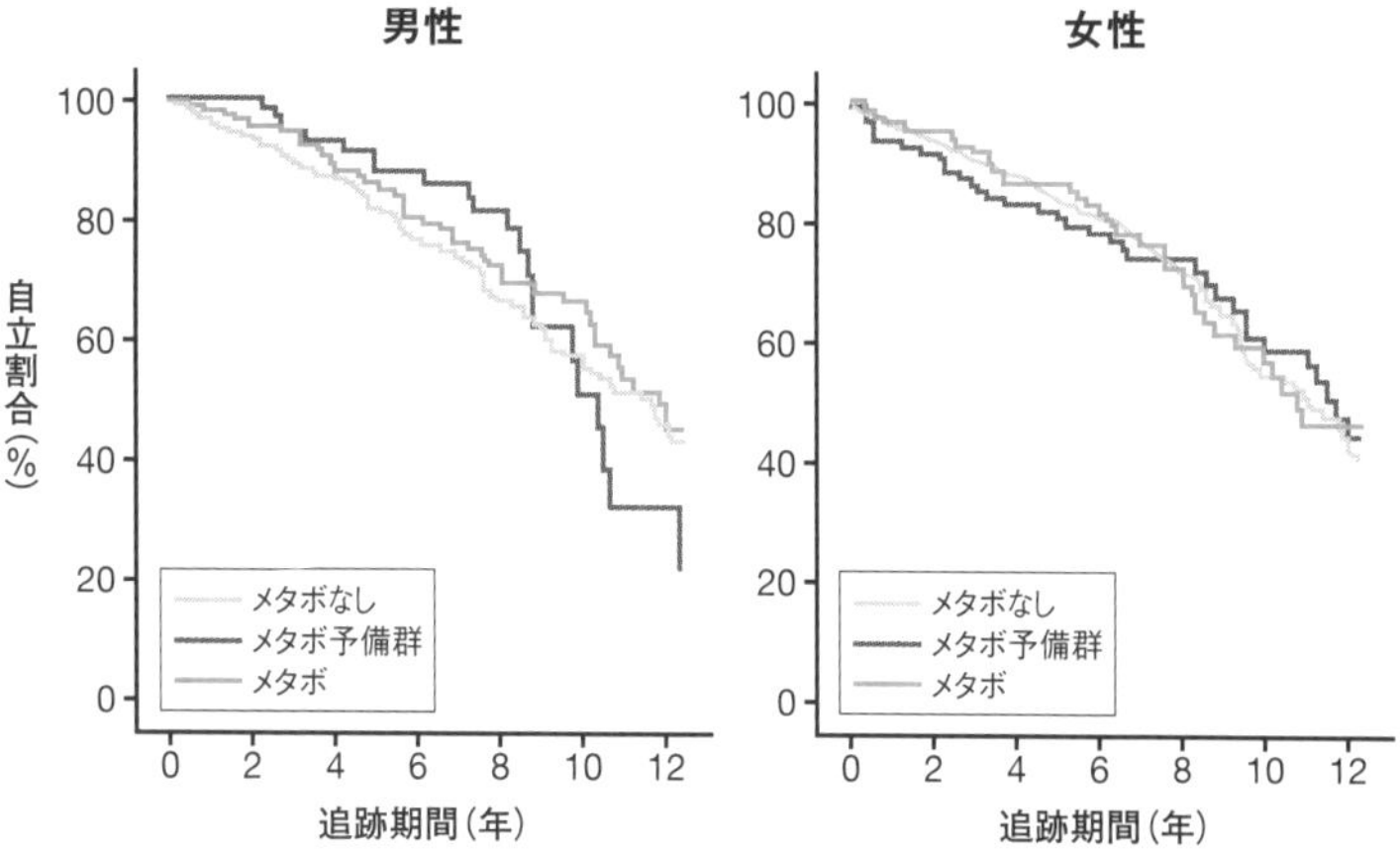

北村明彦、他. 日本公衛誌　2017;64:593-606.より作図

タボか否かとは相関関係がないことがわかった。

驚いたことに、65歳以上でメタボだった人の約4分の3が、7年後も介護いらずで暮らしていた。そして**男性ではメタボでない人のほうが要介護になっている割合が若干高い**ことが判明したのである。

とくに**日本の男性高齢者の場合、腹囲が76センチ未満のやせ型の人のほうが、逆に死亡率が高い**というデータも地域住民の約15年間の追跡研究から示されている。

「メタボ＝健康に悪い」というイメージがあるかもしれないが、これらの調査結果はそのイメージとは異なる事実を物語っている。

メタボはたしかに脳卒中や心臓病の危険因子ではあるが、人の生涯全体を見て、どの病気が死亡や要介護に本当につながるかを考える必要がある。**「全体像をとらえなければ打つ手は見えてこない」というのは、私が専門としている公衆衛生の考え方**だ。

公衆衛生とは、「一人ひとりの病気や一つの病気を治療する」のではなく、「社会全体の健康に対して、集団として対応する」学問研究領域である。

公衆衛生学的な「地域全体の健康改善」という観点で見ると、メタボは一つの症候群に過ぎず、また、改めて調べると、人生においてあとどれくらい健康な状態で過ごせるかを示す**「健康余命」との関係について明確に示された文献や研究は今までに存在していなかった。**

自然現象的老化に「科学的メス」が入った

食生活の乱れや運動不足で引き起こされる高血圧・肥満・糖尿病などの生活習慣病の防止が、健康維持に大切なことはいうまでもない。

しかし、その生活習慣病の代表たるメタボが健康余命と関係ないのであれば、何が高齢者の健康長寿を脅かす最大要因なのだろうか？

それこそが、本書で取り上げる**「フレイル」**である。

フレイルと健康余命の関係

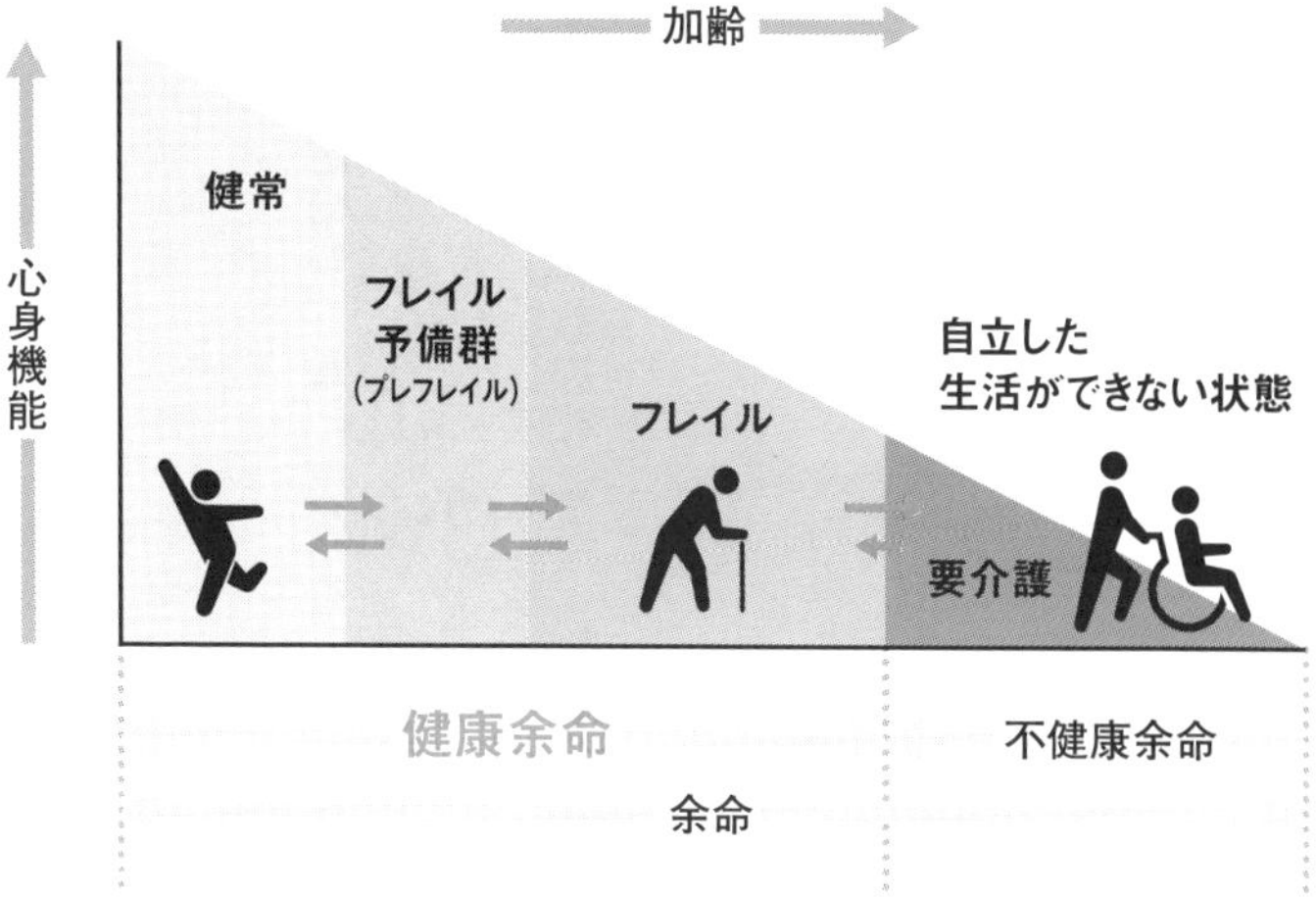

フレイルとは、端的に記せば**「要介護になる危険性が高い身体や脳の衰え」**。

心臓病やがん、脳梗塞などの疾患ではないが、人間、歳をとれば必ず衰える。誰もが避けて通ることができないものだ。

このフレイルが今、医学的にも公衆衛生的にも注目を集めている。

なぜ誰もが避けることのできない、自然現象ともいえる「老化」に改めて名前がつき、注目されているのだろう？　それには3つ理由がある。

第一に、これまで歳をとると当然だと思われていた心身の衰えは、経年だけでなく疾病や生活習慣によって加速し、また衰えそのものがさらなる疾病につながる実態が解明されたから。

第二に、これまで主観的にしかとらえることができなかった「体の弱り」が、「フレイル」という客観的な指標で評価できるようになり、フレイルか否か、つまり自分の体がどのくらい衰えているかがわかるようになったから。

第三に、これが最も重要な点だが、**すでにフレイルであっても、有効な対策を講じれば、年相応の健常レベルに戻れる「可逆性」が認められたから。**「体は時とともに衰えるので介護が必要になるのは当然」とあきらめる必要はないということだ。

若干の差異はあるものの、40〜64歳までを「壮年期」、65歳以上を「高齢期」とすることが多い。

あなたがもし壮年期なら、注意すべきは「病気と生活習慣病」だ。生活習慣病対策はやがて必要となるフレイル対策と重なる部分も多いので、本書をぜひ参考にしてほしい。

だが、あなたが65歳を過ぎた高齢期ならば、注意すべきは「何よりもフレイル、次に病気」だ。

個人を離れて日本社会全体を見ても、生活習慣病対策一辺倒からフレイル対策を重視すべきときに差し掛かっている。

平均寿命が延びつづけるこれからの時代、高齢世代が爆発的に増える。**私たちは、かつ**

てないほど長い老後を過ごすことになるのだ。

医療技術はますます発達して100歳を超えて生きる人は増えるだろう。だがそれは、**「不健康寿命」だけが延びることを意味するかもしれない。**


老後がどのようなものになるのか？

健康なまま、第二の人生を謳歌できるのか？

それとも要介護状態となり、不自由な長い月日を過ごすのか？

その鍵を握るものこそが、「フレイル」である。

平均寿命が「90歳」を突破する

100歳まで生きることが珍しくない人生100年時代が現実となった今、「とにかく長生きしたい」と願う人はどれくらいいるだろうか。

2018年の日本人の平均寿命は女性が87・3歳、男性が81・3歳。

ちなみに、ある年齢の人があと何年生きられるかという期待値が「平均余命」であり、「平均寿命」とは今現在0歳の人の平均余命だ。

では、今現在65歳の人の平均余命がどうかといえば、女性は90歳までの25年、男性は85

歳までの20年ほど生きるだろうと統計で推定されている。
平均寿命は90歳に迫る勢いで延びており、2050年には女性の平均寿命が90・4歳になると試算されている。

こうした状況において、私たちの関心は「長く生きたい」ではなく「長くなった人生をどう生きるか」に移っている。

だが、延長された人生の持ち時間を有効活用するためには、すべての人に共通する必要条件がある。それはいうまでもなく**「健康」**だ。

ただ長く生きるのではなく、年齢を重ねてからもできるだけ健康に過ごす――そんな**「健康余命」を延ばすにはどうすればいいかを探る時代になってきた。**

私のライフワークは、まさにそんな人生100年時代を迎える日本人の健康向上である。

「長寿先進国」のトップ・老年医療研究機関

2020年現在、私が研究部長を務める東京都健康長寿医療センター研究所は、その名のとおり、人間の加齢について調査・研究を行う機関だ。

世界でいち早く設立された老年学の研究所であり、日本においては老年学研究のトップ、先導的機関であることは間違いない。

センターは「病院」と「研究所」の2本柱となっており、病院では高齢者の高度専門医療に力を入れている。認知症、心血管病、高齢期のがんなど、高齢者に多い病気を診るのが特徴だ。

もう一つの柱である研究所では、一人ひとりの患者さんの病を治すのではなく、基礎研究や地域に住む高齢者の調査を行い、それをまた研究に還元して新たな知見を導いている。こちらに在籍する私は、「社会全体の高齢者の健康を追究する医師」ともいえるだろう。

東京都健康長寿医療センター研究所の歴史は古い。

実業家の渋沢栄一が生活困窮者のための養育院を開設したのが1872年。その施設が100周年を迎えた1972年、高齢者のための都立の老人総合研究所が開設された。

70年代といえば、日本は高度経済成長の真っ只中。誰も少子高齢化など意識していない時代だから、まさに**世界に先駆けた老年医療の研究施設**だった。

実際のところ、日本の少子高齢化は70年代半ばに始まっているから、いち早くそれに備えたといえる。

日本は長寿高齢国として広く知られているから、私たちの研究所には世界中から医療関係者や大学関係者が視察に訪れる。

中国、韓国といった東アジアの近隣諸国、マレーシア、インドネシアなど経済的に成功している東南アジア、そしてアメリカやカナダ、ブラジル。また、日本では福祉先進国とされる北欧のノルウェーからも「日本の知見を参考にしたい」と研究者がやってくる。高齢者の医療費で悩みを抱えるイギリスと研究交流を行うこともある。

こうして私たちは世界の国々ともお互いの研究データや知見をシェアし、これから訪れる、いや、すでに訪れている人生１００年時代の健康問題に取り組もうとしているのだ。

日本を「フレイル大国」として世界が注視

今では世界中の研究者が、**「フレイルが健康余命を決める」**として各自その定義を打ち出している。

たとえばカナダの老年ヘルスケアセンターのケネス・ロックウッド博士は、フレイルの要素として「筋肉の弱化、脳卒中などの病気、頻尿、着替えにかかる時間の長化、記憶力の変化」など、細かく分かれた70項目を挙げている。ちなみに２００６年に日本の厚生労働省が作ったフレイルを調べる基本チェックリストの項目数は25だ。

現在、**フレイルの定義は、世界的に見ると200種類以上**。それだけ地球全体が高齢化しつつあり、いかに健康余命を延ばすかが研究者にとってホットなテーマなのだろう。

アメリカのジョンズ・ホプキンス大学のリンダ・フリード博士はフレイルには5つの要素があるとしたうえで、「5つのうち3つ以上当てはまればフレイル、1つか2つならフレイル予備群」と定義している。しかし、**実際の人の健康というのは、それほど簡単に線引きできるものではない**。

その前提で、どうすれば歳のせいだからとあきらめられていたフレイルの進行を遅らせ、健康余命を延ばすことができるのか——その方法を考えるのが本書のテーマである。


アメリカ、韓国、ヨーロッパでもフレイル研究は行われているが、**研究のみならず高齢化する社会への対策として実際にフレイル予防に真剣に取り組んでいる国は日本だけ**。そう、フレイルとは、私たちに差し迫った「現実問題」なのだ。

1997年に介護保険法が施行され、2006年には厚生労働省から地方自治体へ、基本チェックリストを用いたフレイルの調査実施が通達された。

簡単にいえば、「高齢者の中から、今は自立できているが近い将来に介護が必要となるハイリスク者を発見し、ケアプランを作成せよ」という流れだ。いくつかの軌道修正を行いながら現在にいたっているが、世界に先駆けたプランといっていい。

こうして高齢化率が高く、実際に積極的にフレイル対策を行っている日本に、世界の注目が集まるようになったのである。

「都合のいい結果」のみ集めたエビデンスが流布している

本書ではこれから、「人生100年時代、健康余命を延ばすための健康法」を紹介していく。

エビデンスに基づいた提案となるが、それは私の専門である公衆衛生学が、いってみれば**「エビデンスに基づく実践活動を普及させる学問」**だということが大いに関係している。

エビデンス＝データに基づく科学的な根拠——それは半分正解で、半分不正解だ。

「『信頼できるデータ』に基づく分析でなければ十分なエビデンスは得られない」と私は考えている。しかし、世の中に溢れる「エビデンス」がすべて信頼できるデータに基づいて導き出されているとは限らない。**追跡調査をともなったデータに基づいていないことが多々ある**点は、懸念の一つだ。

折々に脚光を浴びる最新の科学的とされる健康法についての、「あるデータに基づいて分析した結果、一定の効果がある」というエビデンスは、少人数のモニターへの短期的な調査に基づいたものが多い。その健康法を試した一般の人が10年後、20年後どうなるかという点は研究されていない。

さらには、効果が見られた結果のみが示されて、効果のなかったケースは取り上げられないこともある。

短期的に見られたプラスの効能のみ強調されることが多いのだ。

現地調査×大規模データ分析×追跡研究で出す「精度の高い根拠」

残念ながら、短期的な効能が「エビデンス」として広まっているケースは多く、糖質制限による健康法もその一つ。

「リアルタイムで血糖値の変動がわかる最新の機器で調査したら、白ご飯を食べるとそばを食べたときより血糖値が急上昇するとわかった。糖質が高いご飯よりもそばのほうが健康にいい」

これは「ご飯を食べると血糖値が上昇する」という生理的現象に基づいており、時系列的にはたしかにそのとおりだ。血糖値の上がりやすさを示すGI値は、パンが95、うどんが85、白米が84なのに対して、そばは54だ。

だが、**日本人で糖尿病でもない人が数年、数十年ご飯を食べない糖質制限を続けたら、血糖値以外の健康状態を含めてどのような変化が出てくるのかを、経過観察した学術研究は一つもない**。

つまり、最新の健康法が「エビデンスに基づいている」と掲げていても、そのエビデンスは「少人数に対して短期間で集中的に行った実験」によるものが多いのだ。

一方、「地域で様々な生活を送っている人たちに対して長期間にわたって調査・観察した結果、効果があるものを見出す」というのが、公衆衛生学の考える「より確かなエビデンス」となる。

だからこそ公衆衛生学は、実際の現場に足を運んで調査する「フィールドワーク」を非常に重視する。医師や医学知識のある人が実際に現地調査をすれば、既存のデータからこぼれ落ちている事実が見えてくる。その個別の事実をすくい取ってこそ、より確かなエビデンスとなる。

急性感染症、結核、脳卒中など、多くの病気を克服するために大きな役割を果たしてきた公衆衛生活動は、この「現場の長期間にわたる実態調査をもとにデータ分析した、より確かな科学的根拠」が基になっている。

本書で追求する「確かなエビデンスに基づいた100年時代の健康法」は、〝筋肉を鍛えれば大丈夫〟とか、〝特定の食品だけを食べればよい〟という、単純で簡単なものではない。

だが、乳幼児死亡率を劇的に下げた大きな要因の一つが「手洗いの徹底」であったように、**大切なことはごく基本的でシンプル**でもある。感染症予防のための手洗いとマスクも然りである。

そして、**公衆衛生学の重要な役割は、手洗いやマスクがそうであるように、「病気を治すこと」ではなく「病気を予防する行動をうながすこと」**なのだ。

「正しい順番」で読んで正しく理解する

本書では公衆衛生学のスタンスから、次の構成でフレイルについて述べていきたい。

0章ではまず、私たちを取り巻く現状——人生100年時代の身体と社会の変化について押さえる。フレイル予防の前に、これから私たちに訪れる現実をゼロから知ってほしい——そんな思いを込めて、本書は0章からスタートする。

続く1章では経年によって体がどう衰えるか、フレイルの実態を述べる。

2章ではフレイルの原因と対策の基本について。

そして3章から5章までは、**フレイル対策の3つの柱、「①筋力　②栄養　③社会参加」**を順に説明していく。これらは、「日常的に免疫力を上げ、制約がある中でも衰えない工夫」でもある。よって2020年、突如として世界を襲った新型コロナウイルスの影響下での生活の指針にもなるだろう。

もちろん、人は不死身ではないから、フレイル対策を講じたとしても、「いくつになっても20歳のようにはつらつ！」というわけにはいかない。一病息災の言葉通り、年齢を重ねれば多少の不具合がありながらも、元気にやっていくのが現実的だろう。そこで6章で紹介する「病との上手な付き合い方」も押さえておいてほしい。

基本的でシンプルだけれど大切なことを、正しい知識として身につけ実践することで、一人でも多くの人に健康長寿を実現していただきたい。

その一助として、ページをめくっていただければ幸いだ。

2020年秋

東京都健康長寿医療センター研究所　研究部長

北村明彦

本書の流れを整理して視覚的にポイントをまとめたのが、次ページ掲載の「100年時代の健康法　概略図」。イメージを掴んだうえで本編を読めばより理解しやすく、また読んでいて流れがわからなくなったときにはぜひ概略図に戻って〝現在地〟を確認してほしい。

100年時代の健康法　概略図

0 章

人生 100 年時代とは？

❶「人の体」が変わる

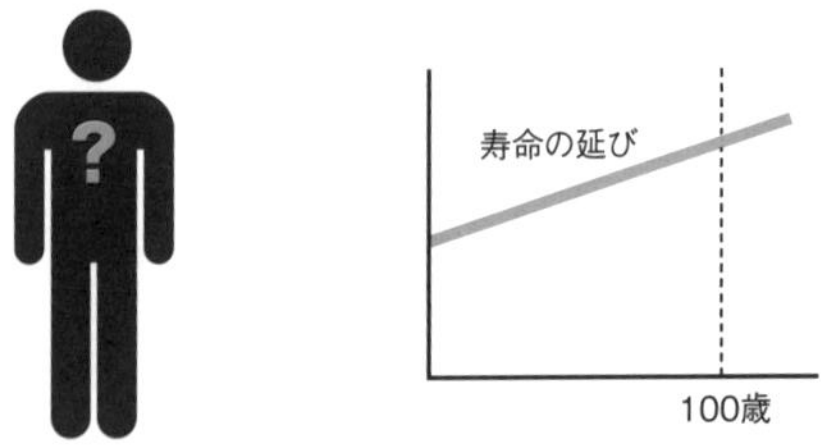

❷「社会構造」が変わる

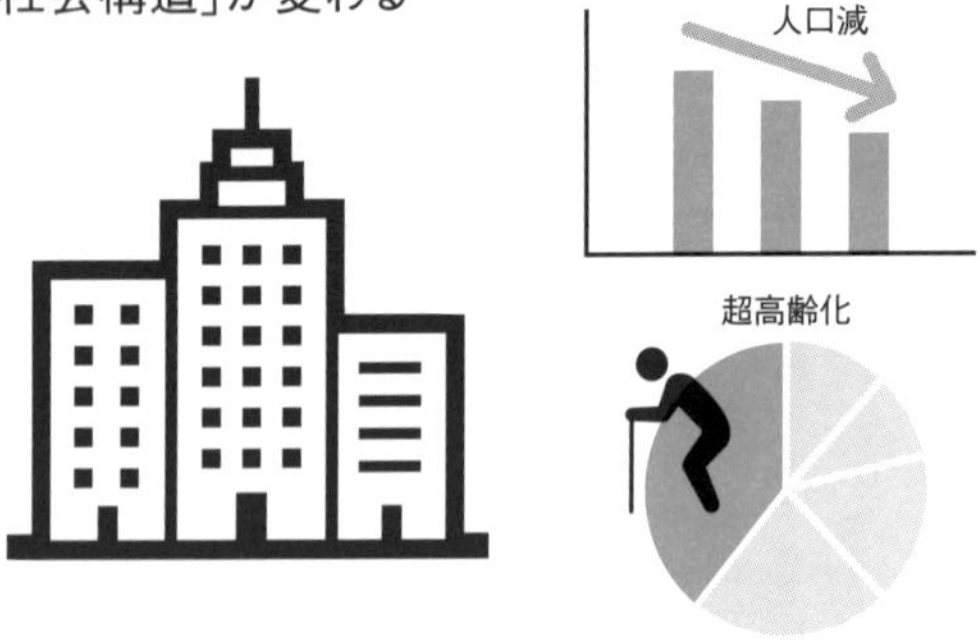

❶❷が個人の健康余命にどう影響するのか?

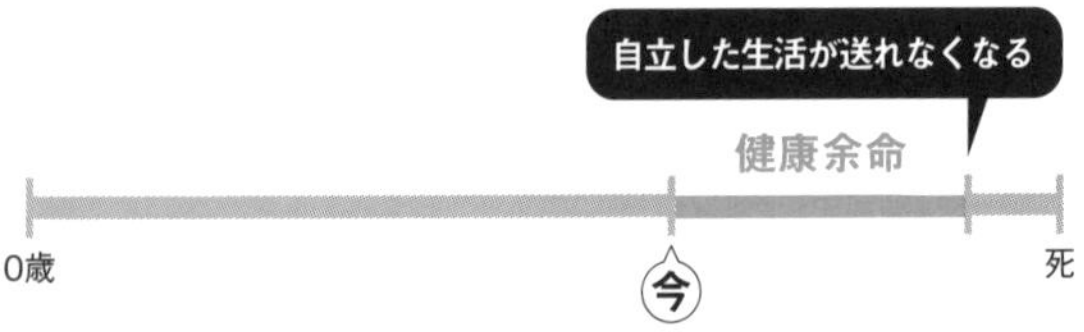

1章

「歳をとる」とは？

- 身体的変化

- 脳の変化

「フレイル」とは？

- 自立した生活が送れなくなる一歩手前の状態
- 「歳のせい」とされがちで、危険なのに誰もが通る
- あなたがフレイルか否かチェックする「15の質問」…P131

2章

フレイルの原因

原因❶ 筋力の低下

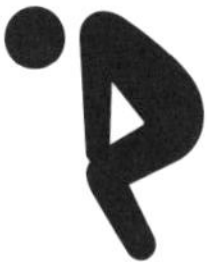

原因❷ 低栄養

原因❸ 社会的孤立

＋

身近に潜むリスク

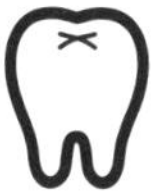

3・4・5章

フレイルにならない健康戦略

● 3章　「体」を変える

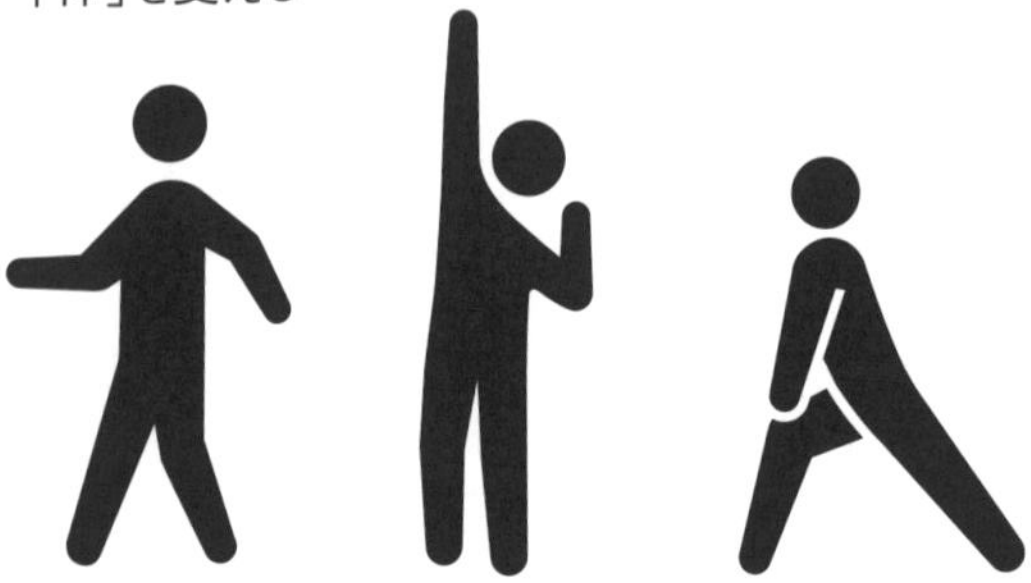

● 4章　「食事」を変える

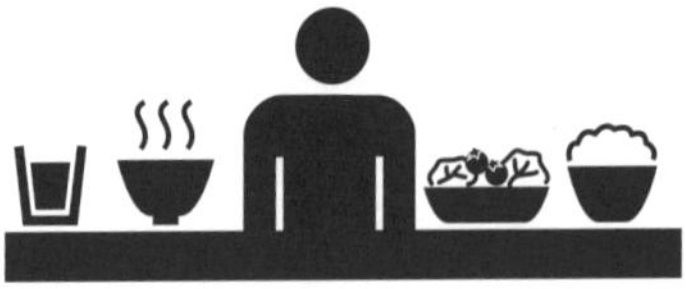

● 5章　「生活」を変える

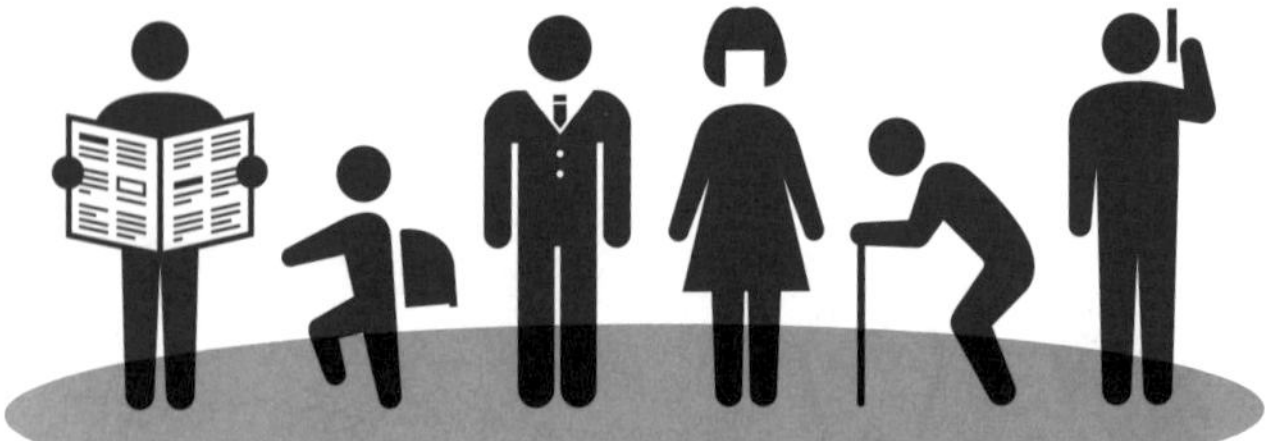

6 章

超・長寿時代の生き方

● 「病」は避けられない。うまく付き合う

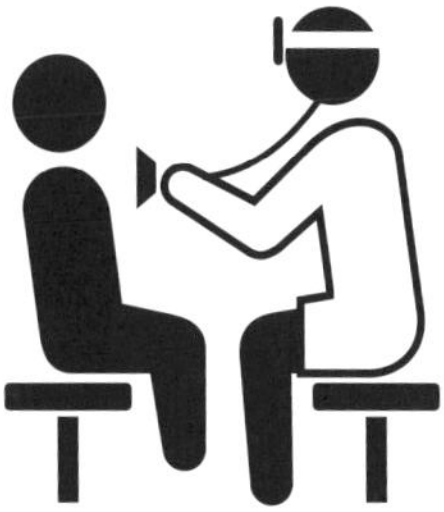

● 「百寿者」の性格調査

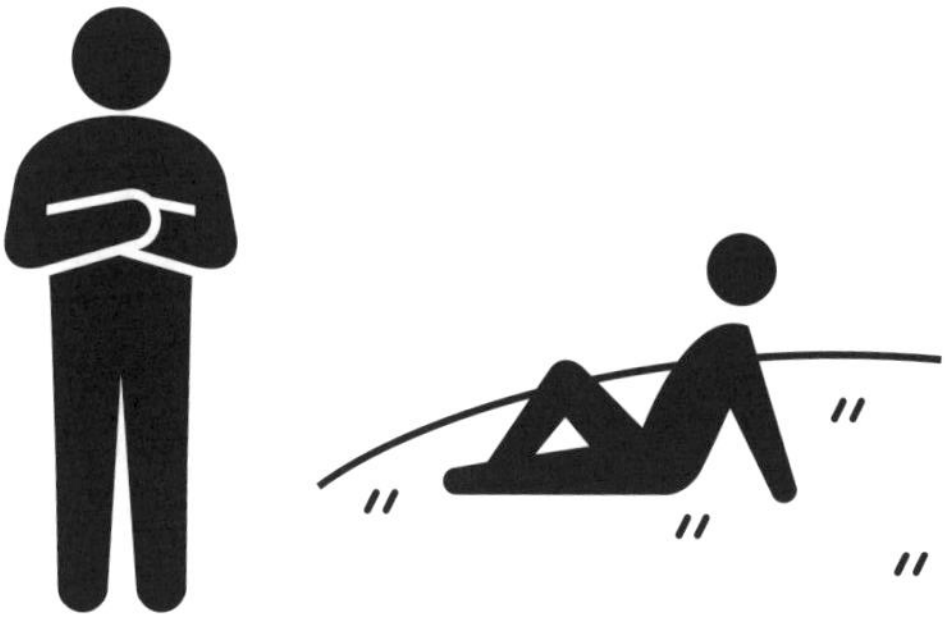

100年時代の健康法　目次

はじめに　「不健康な長寿」の誕生……2

「メタボは健康余命に関係しない」――公衆衛生・7年調査でわかったこと……2

自然現象的老化に「科学的メス」が入った……4

平均寿命が「90歳」を突破する……7

「長寿先進国」のトップ・老年医療研究機関……8

日本を「フレイル大国」として世界が注視……10

「都合のいい結果」のみ集めたエビデンスが流布している……12

現地調査×大規模データ分析×追跡研究で出す「精度の高い根拠」……13

「正しい順番」で読んで正しく理解する……15

100年時代の健康法　概略図……18

0章　人生100年時代の真実

健康常識が変わる身体変化・社会構造の変化

「健康の条件」が変わる……40

「病気はある」けど元気な人、「病気がない」のに不健康な人……40

人間の体には「機能」がある……42
変えられるのは寿命でなく「健康余命」……43

フレイル研究で見えてきた「老いの実態」……45

老いるとは「どうなることか」がわかってきた……45
フレイルは「要介護寸前」の状態……47
意欲低下は「老年症候群」かもしれない……48
急に「普通に生活できる人」の数が減った……51
「喫煙」より悪い数字が出た……52
人間の加齢は「3パターン」に分かれる……54
老化は「逆戻り」できる……58

高齢化社会の実情を示す「データ」の数々……59

「今のお年寄り」は歩くのが速くなっている……59
労働人口の「10%」を高齢者が占める……61
73%は「病院通い」が常に……63
人も世界も、こんなに変わる……65

変化①未来の日本人の「心配な身体」——寿命は延びても体はボロボロ……67

今までなかった「新しいリスク」がある……67

今の高齢者は「生活運動量」が多かった……68
69歳以下で「歩数」が激減している……70
これから「力のない子」が歳をとる……71
「ガリガリ老人」だらけになる……72
男性は老後「やせるはず」なのに太っている……75
「平熱」がどんどん低くなっている……76

変化②「健康を損なう社会」の完成——「人のいない街」が健康を脅かす……78

人の数が減ると「個人の健康」に悪影響が出る……78
これは「日本特有」の問題……79
「老後は一人」が普通になる——未婚・死別・子どもなし……80
人口減少は「まだ先の話」ではない……82
都会に「限界集落」ができる……83
タワーマンションが「過疎化」する恐れも……84
「病院」がなくなる地域が出てくる……86
都市部は「医療費高騰」の可能性を包含……86
「個人負担額」が全国的に上がる……87
「介護職員」不足は深刻化する一方——すでに55万人足りない……88

「自宅介護」も人手不足でままならない……90
「通院」が難しくなる……91
買い物に行けず「炭水化物」ばかりに偏る……92
「野菜」が買いづらくなる……94
100年時代とは「健康自衛」の時代……96
「労働人口」が減って定年延長も――労災発生率は倍以上……96
頼れる「人」も「制度」もなくなるかもしれない……98
介護需要が「予算オーバー」になる……99

1章 加齢の真実
経年で人間はこう変わる

健診で測っているのは「特別な自分」……102
「血管」がせまくなる――「心臓病」「脳卒中」の危険リスク上昇……102
「血」が固まりやすく、心臓の機能不全も……104
健康診断が「異常なし」でも安心できない……105

一時的に「いい血圧」が出てしまう……105
「病気でない異常」は検知できない……107

経年で「体」はこう変わる……109

内臓脂肪から「炎症物質」が分泌される……109
メタボには「気をつけるべき時期」がある……110
3か月筋トレしてつく筋肉は「170g」……111
筋肉が「分解」されやすくなる……113
体から「水分」がなくなる……114
「破骨細胞」が活発になる……114
日光に当たらないと「骨密度」が減る……116
いろいろな「ホルモン」が出にくい体になる……117
「視力低下」で認知機能が悪化する……119
WHOは「難聴」を危険視——耳から入る情報は脳に重要……120

経年で「脳」はこう変わる……122

脳に溜まる「悪いたんぱく質」は睡眠中に除去される……122
「長く眠る人」の死亡率は高い……123
脳の状態が「歩幅」に出る……125

様々な衰えがミックスして「認知症」に……127
人によっては「運動野」から先に衰える……127
自分の力で「老化年齢」を変えるには？……129
では、あなたは「フレイル」なのか？……130
自分のフレイル度を測定する「15の質問」……130
現役世代は高齢世代と「スコア」が変わらない……135
年齢にふさわしい「アベレージ」を意識する……136
体の弱りが「病気」につながる……138

2章 これが、「危険な虚弱状態」をつくる

特定された原因と、ひとすじの光明

悪いサイクル――筋力が落ち、食が細り、外に出ない……142
要因①筋力の低下……144
「BMI」ではわからないことが多々ある……144
全身の筋力は「握力数値」に表れる……146

筋肉の有無は「外見」では判断が難しい……148
要因② 低栄養……150
3食食べて「栄養」が不足する……150
50代から「食べる肉の量」が減る……151
「先入観」で食べてしまう……152
「魚」は調理が手間で避けられる……155
要因③ 社会的孤立……156
これは「精神論」ではない……156
「一人暮らし」か否かでリスクが変動する……157
「男性」は外出しても孤立しやすい……158
薬が「リスク」になる……159
生活に「悪い点」がなくても虚弱は徐々に進む……159
「血圧」を下げすぎて脳血流が低下……160
多量の薬で「ポリファーマシー」になる……161
3人に1人が「5種類以上」服薬する……162
かかりつけ医に「減薬の相談」をする……163
薬は飲むほど「効き目」が薄まる……164

「口」から全身の衰えが始まることも……166
「たくあん」が噛めなくなる……166
「自分の歯」より「使える歯」の数が重要……167
「フレイルは改善できる」という光明が差した……169
「フレイルから回復した人」が確実にいる――15％の人が「脱フレイル」に成功……169
それは一体「どんな人」か……172
3か月取り組めば「時間の流れ」を遡れる……173
多領域から研究者が集まり結論した「最も効果が望める方法」……175

3章 100年時代の健康戦略①「体」を変える

虚弱にならないうえで「筋力」が大事

「筋力＝筋肉量」ではない……180
ジョギングは「関節」への負担が心配……181

「体組成計」が家にあったほうがいい……183
ペットボトルで「最低限の筋力」を確かめる……184

虚弱を回避する「きつくないトレーニング」……186

筋肉を伸ばす「ストレッチ」……189
きつくない「筋力トレーニング」……191

「生活」の中で筋トレする――習慣化すれば、毎日勝手に筋肉がつく……192

「半歩」歩幅を広くして歩く……192
「階段の上り」は下半身強化のいい機会――下りは負荷がきつくなる……193
「関節膜」は傷つくと元に戻らない……194
寝たまま体をねじれば「体幹トレーニング」に……196

効率よく筋力を上げる心がけ……197

筋肉の刺激に「いい時間」「向かない時間」がある……197
「週1、2回」が体にちょうどいい刺激量……198
「いつもよりほんの少しがんばる」精神で続ける……199
運動後に摂るたんぱく質が「筋肉の材料」に……200

4章 100年時代の健康戦略②「食事」を変える

食卓に並ぶ「品数」がとんでもなく重要だった

「これだけ食べればいい」ほど体は単純じゃない …… 204
「体にいいもの」もありすぎると毒になる …… 205

「包括的に食べる」がどう考えても正解 …… 207
10食品群のうち「7つ」を毎日食べたい …… 207
「栄養量」という視点で食を見直す …… 208

「食の噂」の真偽を検証する――「正しい知識」で食べる …… 210
「肉」は多すぎても少なすぎても問題 …… 210
コレステロールが「細胞膜」になる …… 212
少ないと「脳内小動脈破裂」の恐れが …… 213
「魚」「大豆食品」「食物繊維」で肉のデメリットを打ち消す …… 214
「コレステロール基準値」を撤廃する国も出てきた …… 215
肉300gを食べて摂れるたんぱく質は「60g」 …… 216

糖質制限時のエネルギー不足は「茶碗半分の油」相当……217
白米には「減塩効果」がある……219
食事には「世代傾向」がある――高齢者は「乳」「野菜」「果物」をよく摂取……220
全世代中、「男性・前期高齢者」で最も心配な結果が出た……222
「ビタミンB」が脳を元気にする……223
「イモ」「海藻」はビタミン源として野菜に匹敵……224
ビタミンDは「骨」を強くする……225
たんぱく質は「微量栄養素」とセットで体のためになる……226
「サプリメント」は食事ではない……228

フレイル研究者として断言できる「いい食べ方」

……231
「朝食」「昼食」が高栄養な人はフレイルが少ない……231
野菜は「調理」したほうが栄養が摂りやすい……232
「みそ汁」は一日1、2杯にする……234
徐々にならし「薄味」に無理なく慣れる……236
歳をとると「塩気」に鈍感になる……237
「調味料」はかけるかつけるかで食塩量が違ってくる……238
「夜の塩分摂取」で睡眠中、血圧が高いまま……240
「早食い」はいいことが一つもない……241

5章 100年時代の健康戦略③
「生活」を変える
「外出」「人付き合い」の有無が体をよくも悪くもする

ドリルより趣味を楽しんだほうが「記憶力」に効いた …… 246

「外出の有無」で健康余命が変化する可能性 …… 247

「つながりのある人」は2年後のフレイル率が低い …… 247
つながりは「第3の資本」である …… 249
「外出のしかた」で死亡率は変動する …… 250
外出の効果は「男女」で異なる …… 252

「他者との交流」は健康に確実に影響する …… 254

イベントに参加しない人は「人間関係」でためらう …… 254
「一人で取り組む活動」が交流のきっかけになることも――絵、楽器、陶芸 …… 255
笑うと「ナチュラルキラー細胞」が活性化し免疫アップ …… 257
歳をとるほど「笑う回数」が減りやすい …… 258
人と話して「口のフレイル」を予防する …… 260

外に出るだけが社会参加ではない……261
「SNS」は使い方次第で幸福度に関与する……261
「ペット」は健康度を上げるが、幸福感効果は限定的……263
「非運動系の趣味」で外に出やすくなる……265
「住んでいるところ」で健康リスクは変わる——健康の地域差……267
「住環境」が人によってまったく違う——4タイプ別・大規模住民調査……267
「大都市」に住む人……268
「ベッドタウン」に住む人……269
「地縁が強い山間」に住む人……271
「人の出入りが多い山間」に住む人……272
「都会」は社会参加スコアが明らかに低い……274
「居住エリア」と「食事内容」には関係がある……276
女性は「所得」、男性は「食事の品数」が精神衛生に影響する……277
とくに気をつけたい人に「都会に住む前期男性高齢者」を挙げる理由……278
健康施策は行政上「後回し」になりやすい……279
世の中の4人に1人が「75歳以上」になる……281
「人助け」は自分にもメリットがある……282

週1回の「趣味・稽古事」で死亡リスクが7年間低下 …… 285
「自分で選んだ活動」に効果がある …… 286

6章 100年時代の生き方
余生、避けられない病とどう生きるか

「老衰」が死因になる人は1割 …… 290
「病」はあって当たり前。これが、医療現場の本音 …… 291
「高齢で無病」はほとんど奇跡 …… 291
「自分に合うこと」を見極め、取り入れる …… 293
「100歳を超えて元気な人」に共通する性格――100年時代の心構え …… 295
経年で「性格」が変化していく …… 295
百寿者調査で判明した「長寿な人に多い性格」 …… 296
心の健康度を上げる「行動」をする …… 298
①一日30分、「座り時間」をほかの動きに変える …… 299
②「誰か」と一緒に運動する …… 299

③運動を「半年間」は続ける……300
④「緑」に触れる……300
⑤「食事品目」を意識して増やす……301

おわりに　「最大多数の最大幸福」を目指す公衆衛生……302

公衆衛生学は「予防と環境作り」を探る学問……302
個人が動かないと「環境の良さ」は消える……303
日本人の「がん検診」受診率は50%に満たない……305
一軒一軒訪ねて「生きた情報」を集める――フィールドワーク調査……306
「集団医学」だから「最大幸福」が研究対象になる……308
大田区や鳩山町では「効果」が出はじめている……309
「行動した人」から健康余命が変わる……311

主要参考文献……315

装丁　井上新八
本文デザイン　荒井雅美（トモエキコウ）
本文イラスト　二階堂ちはる
DTP　山中央
編集協力　青木由美子
株式会社鷗来堂
編集　梅田直希（サンマーク出版）

0 章

人生100年時代の真実

健康常識が変わる
身体変化・社会構造の変化

「健康の条件」が変わる

「病気はある」けど元気な人、「病気がない」のに不健康な人

人生100年時代で、私たちはかつてない「長い老後」を迎えることになる。その時代の変化に合わせて、健康の定義そのものをとらえ直す必要がある。

一般的には「病気でないことが健康」だと思われがちだが、**年齢を重ねるにつれ、なんらかの病気を持っていることのほうが当たり前となる**。それが、現実だ。

「血圧が高くてずっと薬を飲んでいる」

「糖尿病だから、通院は欠かせない」

このように、何かしら病気がある人は、50代頃から右肩上がりに増えていく。がんや心疾患で手術を受けたことがある人も少なくない。

しかし、その人たちすべてが「不健康な人」かといえば、決してそうではない。治療や服薬によって問題なく活動している人はたくさんいるし、そういった人は日常生活を送るうえでの「機能的な健康」は保たれている。

つまり、病気とうまく付き合い、悪化させないようにコントロールしながら、「病気はあるけれど、そこそこ元気」に過ごしている人も多いのである。

一方で、**病気ではないけれど、日常生活に大小問わず支障をきたしている人もいる。**

「すぐに疲れてしまう」
「長く歩くのが難しくなった」
「重いものが持てない」
「眠れない」「食欲がない」
「物忘れが多い」「新しいことが覚えられない」

主として20代、30代の若い人の場合、これらの問題の背後にはなんらかの病気が隠れていることもあるが、壮年期以降であればこれは体の機能が衰えているというサイン。**「病気ではないけれど、機能的に不健康」**という状態だ。

つまり、「不健康」には次の2種類あるということだ。

①「病気」である
②「機能的」に不健康である

人間の体には「機能」がある

ＩＣＦ（国際生活機能分類）では、「生命レベル・生活レベル・人生レベル」の３つのレベルでの健康が提唱されており、自立した生活を営み人生を謳歌するために「機能的な健康」をいかに保つかが重要とされる。

「機能的な健康」をより具体的にいえば、自立した生活を送るために必要な３つの機能が保たれていることである。

①心身機能（身体、認知、心理、栄養、口腔などの身体・精神面での機能）
②生活機能（日常生活上の様々な活動や動作に関する機能）
③社会機能（地域への貢献、人とのネットワークなど社会生活面での機能）

ところが私たちは、がんや心疾患という病気を心配する一方で、日常生活に差し障りがある心身の衰えは「病気ではないから」となおざりにしている。

「疲れているだけ」「歳だから」ととくに対処をしない。

たとえ生活の一部を制限せざるを得ない機能的な不健康に一歩踏み込んでいても、「歳相応。こんなものだろう」と放置してしまうのだ。

しかし、**「歳だから仕方ない」という思いこみは、人生100年時代においては「不健康な状態で長く生きなければいけない」という事態の引き金にもなりかねない。**

変えられるのは寿命でなく「健康余命」

病気と機能的な健康の低下は、相互に影響を及ぼしながら進行していく。

病気になれば機能的な健康は損なわれるし、機能的に不健康だと病気になりやすく進行もしやすい。つまり「2種類の不健康」は、ニワトリと卵のような関係といえる。

先進医療技術はどんどん開発され、遺伝子レベルでの研究も進んでいくから、病気の進行そのものは食い止められるかもしれない。

だが、生活機能や心身機能が損なわれれば、いくら病気を食い止めても要介護状態に陥り、**それは亡くなるまで続く。**

いわゆる〝寝たきり老人〟の誕生だ。

「寝たきりで自立した生活ができなくなってもいいから、一日でも長く生きたい」と願う人は少ないだろう。それなら、病気を避けるだけでなく、機能的な健康の維持にも目を向けるべきではないだろうか。

もちろん、機能的に健康であろうとなかろうと、一気に進行して命を奪う病気も存在する。そしてすべての病気を予防し、人が死ななくなる万能の医療技術は存在しない。

ただし、加齢によって低下していく機能的な健康の衰えは、自分自身である程度コントロールできる。そこで病気ばかりに注目するのではなく、**「機能的な不健康」を寄せつけないことが、あと何年元気で生きられるかという健康余命の鍵を握っている**と私は考えている。

ほかの人の手をわずらわせることなく、人としての尊厳を保ち、自分らしく生きられるよう健康余命を長くしたい――このニーズに応えるには、病気の治療技術の進歩に釣り合った機能的な健康の維持とそれを支える社会システムを急ピッチで構築していくことが課題となる。

「4人に1人が75歳以上の高齢者」という社会を、どのようにデザインしていくかを社会全体として考えていかなければならない。

同時に、自分で自分の健康を守るという「自衛」を誰もが求められる。

超高齢社会に適したシステムの構築にはまだまだ時間がかかるし、仕組みができても個人が行動しなければ変化は生まれないからだ。

フレイル研究で見えてきた「老いの実態」

老いるとは「どうなることか」がわかってきた

病気を治療すれば長生きはできるかもしれないが、機能的に不健康なら**「不健康な長寿」**となってしまう――たとえ病気があっても機能的な健康を保つことが、健康余命を延ばす唯一の方法だ。

そこで重要になってくるのが、本書のトピックである「フレイル」だ。

フレイルとは英語の frailty（虚弱、老衰）がもととなった言葉だ。

「フレイル＝健康から要介護に移行する中間の状態」ともいわれ、**フレイルと要介護の境目が、健康で生きられる最終ポイントとなる。**

医療の専門家たちの間では、「加齢とともに機能的な健康が衰え、それは病気と相関関係がある」ということはかなり前からいわれていた。

1989年、アメリカで循環器疾患についての大規模研究「CHS」（Cardiovascular Health Study）がスタート。それ以前にも心臓病、脳卒中といった循環器疾患の研究はあったが、研究対象者は40〜60代の壮年層が中心であった。CHSのユニークな点は、研究対象を65歳以上の高齢者に特化した点。アメリカの医大や研究機関がリレー方式をとり、今も大規模調査を続けている。

このCHSの研究成果の一つが2001年に「フレイル研究」として発表された。当時アメリカのジョンズ・ホプキンス大学メディカル・インスティテューション主任研究員であったリンダ・フリード博士が、「フレイルの要素」として次の5つを定義した。

①「力」が弱くなった（〝握力〟の低下など）
②「身体活動量」が低下した
③「動作」が遅くなった（〝歩く速度〟の低下など）

④「疲弊」している
⑤「体重」の意図しない減少

この発表があるまで、人が年齢を重ねるにつれて徐々に弱っていくことは「老化現象」や「歳のせい」とあきらめられ、注目されていなかった。

だが同時に、「健康には病気と機能的な健康の2つが関連している」というのもわかっていたのだから、加齢による機能的な不健康が「フレイル」という言葉で定義されて実態が浮き彫りになり、さらにその指標も提示されたことは画期的だった。

フレイルは「要介護寸前」の状態

フレイルとは学問的に統一された概念ではないため、フリード博士の案のほかにも様々な定義がある。

公衆衛生学の研究者である私のフレイルの定義は、次のようになる。

「自立した生活を送るための心身機能が低下して、要介護状態の一歩手前まで来ている状態」

心臓や脳などの病気ではないが、心身の機能が歳とともに少しずつ損なわれていく現象だ。

そして人がフレイルになる大きな要因は、次の2つ。

①生活習慣病
②老年症候群

生活習慣病と老年症候群が進んでいくと、フレイルになっていく。

①の生活習慣病は、よく知られているとおり、脳卒中、心臓病、糖尿病、メタボなどを指す。

しかし、メタボだけ注意しても意味がないというのは「はじめに」で述べたとおりだ。「太っていなくても高血圧、糖尿病」という人も少なくないからだ。

意欲低下は「老年症候群」かもしれない

②の老年症候群は、ありとあらゆる、いわゆる「老化」の集合体だ。挙げてみると、あ

フレイルの二大原因

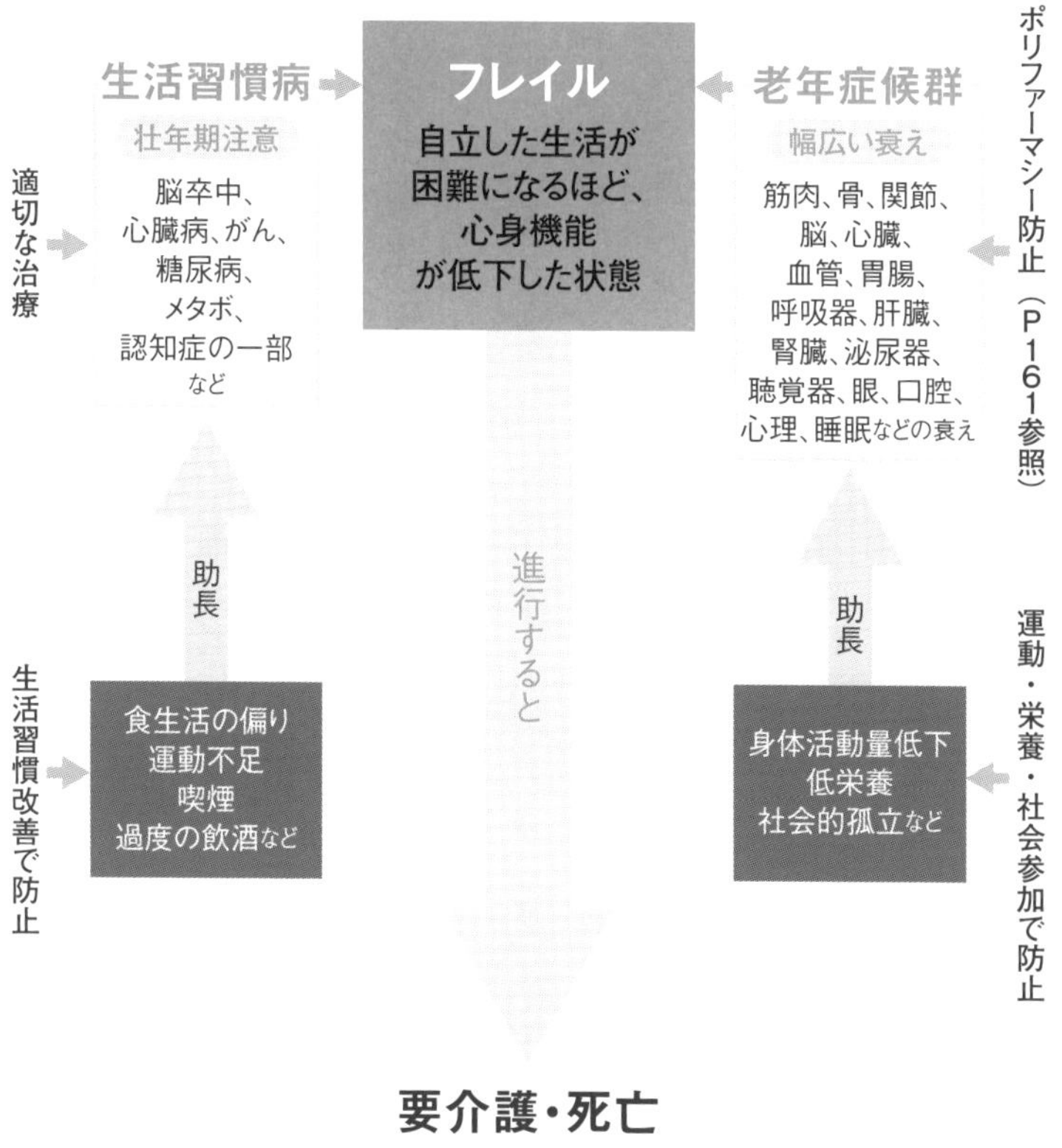
生活習慣病
壮年期注意
脳卒中、心臓病、がん、糖尿病、メタボ、認知症の一部など
フレイル
自立した生活が困難になるほど、心身機能が低下した状態
老年症候群
幅広い衰え
筋肉、骨、関節、脳、心臓、血管、胃腸、呼吸器、肝臓、腎臓、泌尿器、聴覚器、眼、口腔、心理、睡眠などの衰え
適切な治療
ポリファーマシー防止（P161参照）
助長
進行すると
助長
食生活の偏り
運動不足
喫煙
過度の飲酒など
身体活動量低下
低栄養
社会的孤立など
生活習慣改善で防止
運動・栄養・社会参加で防止
要介護・死亡

まりにたくさんあることに驚くだろう。

筋肉の老化（サルコペニア）／骨・関節の老化（ロコモティブシンドローム）／脳の老化（認知機能低下、大脳白質病変）／心理的老化（うつ、意欲低下）／血管の老化（動脈硬化）／内臓の老化（胃腸、呼吸器、心臓、肝臓、腎臓など）／泌尿器の老化（頻尿、失禁）／感覚器の老化（難聴、視力低下）／口腔機能の老化（食べにくさ、嚥《えん》下《げ》困難）／睡眠リズムの老化（不眠、過眠）……

このような「誰にでも起きる老化」が進行することによって、フレイルになっていく。たとえば筋肉や骨の老化が原因で転倒し、骨折などの怪我をして自立した生活が送れなくなり、寝たきりになることもある。

動けず、外出もできなければ心理的老化も加速するだろう。

以上がフレイルへの入り口だが、私たちは**「心身機能」「生活機能」「社会機能」の3つを総合的に評価することでフレイル度を推定できる**ことを突き止めた。

そのためのチェックリストはいくつもあるが、あまりに複雑だとわかりにくいので、本書では私たちの研究所の前副所長・新開省二先生が開発された15項目のチェックリスト

（P131掲載）を紹介する。

ちなみに、このチェックリストを使って神奈川県横浜市のある地域の住民を調べた結果、フレイルが疑われる人は、65～84歳の高齢者中、男性で約23％、女性で約18％認められた。一方で、**55～64歳の壮年後期でも、男性の約20％、女性の約13％がフレイルに該当していた**事実が明らかになった。（1章詳述）

したがって、高齢期のみならず、壮年期の方にも、ぜひ予防の観点からこのチェックリストを役立ててほしい。

リストの詳細については後述するが、まずはフレイルのリスク――どんなに危険で恐ろしいかを押さえておこう。

急に「普通に生活できる人」の数が減った

「はじめに」で述べたように、私たちの研究チームが北関東・山間部の65歳以上の高齢者を対象とした平均7年の追跡調査では、将来自立して生活できるかどうかは、その人がメタボか否かとは相関関係がなかった。

それでは、何が将来の自立度と関係していたかというと、それがまさしくフレイルだっ

フレイルと自立の関係

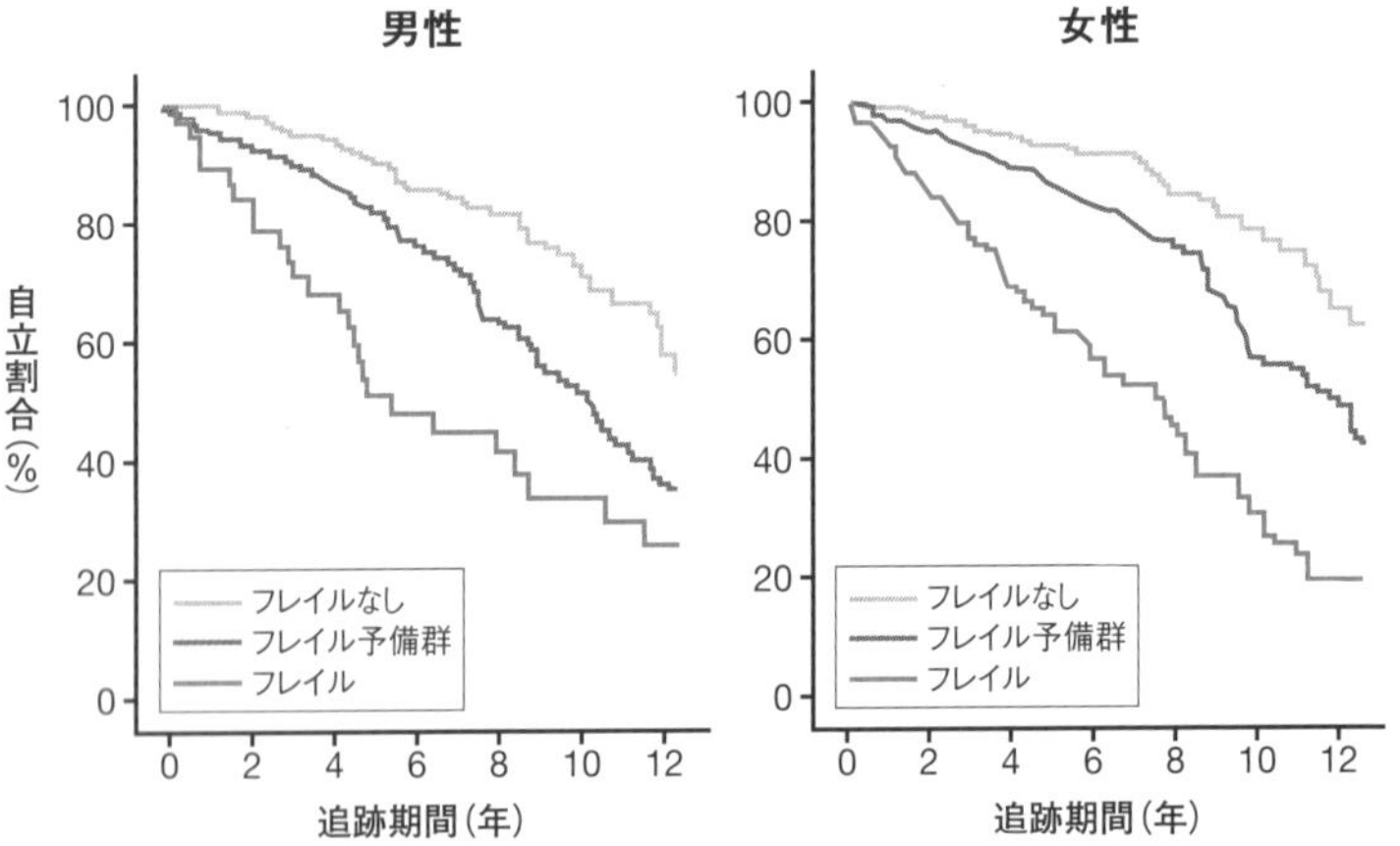

北村明彦、他. 日本公衛誌　2017;64:593-606.より作図

た。男女ともにフレイルの人は年数が経つと急激に自立して生活できる人の割合が減り、フレイル予備群がそれに続いた。

「フレイルは心身機能が弱っていることだから、要介護になりやすいのは当然だ」と思われるかも知れない。

しかし、この研究結果の重要な意義は、**「将来の要介護発生のリスクがフレイル度を測定することである程度予見できる」**ことを示した点にある。

「喫煙」より悪い数字が出た

前項の研究をさらに1年間延長して平均8年間追跡調査したところ、自立喪失（要介護状態発生または死亡）した人は475

例に及んでいた。そのうち前期高齢者（65～74歳）が260例、後期高齢者（75歳以上）が215例だ。

自立喪失のリスク比（危険因子を持っているグループが持っていないグループに比べて自立喪失が何倍起こりやすいか）と寄与割合（それぞれの危険因子がそれを測定した集団全体の自立喪失の何割に影響しているか）を推計したところ、次のことがわかった。

自立喪失のリスク比（起こりやすさ）は次の通り。

- 喫煙をする人は、しない人の「1・3倍」
- 脳卒中の既往症がある人は、ない人の「1・6倍」
- 認知機能が低下した人は、そうでない人の「1・6倍」
- フレイル予備群は、フレイルでない人の「1・5倍」
- フレイルの人は、フレイルでない人の「2・2倍」

——自立喪失のリスクが高い。

なんと、**病気やタバコよりも、フレイルのほうが危険だった**のだ。

さらに、全体の自立喪失への寄与割合（影響の大きさ）を調べると、フレイル予備群が19％、フレイルが12％と病気やタバコよりも断然大きかった。この結果は、**集団対策とし**

自立喪失の危険因子

	リスク比 （そうでない人より何倍自立喪失しやすいか）	地域の自立喪失全体への寄与割合（影響度）
糖尿病	1.3	4%
腎機能低下	1.2	5%
低アルブミン血症（低栄養）	1.6	2%
喫煙	1.3	5%
脳卒中	1.6	4%
認知機能低下	1.6	5%
フレイル	2.2	12%
フレイル予備群	1.5	19%

北村明彦、他. 日本公衛誌　2020;67:134-145.より作図

て「フレイルおよびフレイル予備群」に陥ることを防げば、8年間に自立喪失になる人を約3割減らせることを示している。

　また、前期高齢者と後期高齢者に分けて分析すると、**前期高齢期のフレイルのほうが後期高齢期のフレイルよりも、自立喪失のリスク比、寄与割合ともに大きい**こともわかった。

　つまり、高齢期の早くからフレイルになっている人は、それだけ自立喪失の危険性が高いということだ。

人間の加齢は「3パターン」に分かれる

　加齢による衰えは心と体におよび、フレ

イルについては総合的な評価と対策が重要だ。

私たちは山間部の65～90歳の人たちを対象に、12年にわたる調査を行った。認知機能と運動機能（歩行速度、開眼片足立ち、握力の測定）、高次生活機能（仕事、家事、事務手続きや社会との関わりといった日常動作）の3つの経時変化を調べるためだ。この3つはフレイルかどうかを測る大きな要素でもある。

すると**65歳時点で認知機能が高かった人は、12年後もそれを維持**していた。自分が今どこで何をしているかという見当識、物事を覚えておく記憶力のほか、計算能力、言語能力、図形認識能力が、77歳になってもほとんど衰えていなかったのだ。

このデータを私たちの研究所に当時在籍していた谷口優氏がコンピュータで分析し、90歳時点までの認知機能を予測すると、次のようになった。

①65歳時点で認知機能が高い人は全体の52％いて、彼らは90歳でもその機能を維持すると考えられる。

②65歳で認知機能が若干衰えている人は全体の43％いて、彼らの認知機能は80歳を超える頃からゆるやかに下がっていき、90歳時点では65歳時点の認知機能のマイナス16％程度になる。

③65歳の時点で認知機能がすでに衰えはじめている人は全体の5％いて、彼らの認知機能は加速度的に衰え、認知症発症リスクは認知機能に変化がない①のグループの10・7倍となる。

認知機能だけでなく、運動機能（歩行速度・握力）でも90歳時点の予測をしたが、同様の傾向が見られた。高次生活機能についても同様だった。

つまり、**「65歳の時点で衰えていない人」は、そのまま90歳まで年を重ねる確率が高い**。老いない人は存在しないから徐々に衰えていくが、その衰え方が非常にゆっくりなのだ。また、病に襲われる可能性もゼロではないが、心身機能が高い分、健康余命が長くなる。要介護状態になるとしても、亡くなる直前の短い期間だと予想される。

逆にいうと、「65歳ですでに衰えている人」は、早いうちにフレイルになり、要介護状態になりやすくなる。**医学の力で長生きをしても、健康余命は短くなる**だろう。要介護状態で横たわったまま、100歳まで生きるかもしれない。

そして「65歳で若干衰えている人」はその中間だが、何も手を打たなければ80歳頃から本格的にフレイルが進み、要介護になったり、病気にかかったりする可能性が高まる。

人間の加齢は「3パターン」

認知機能テストの加齢変化

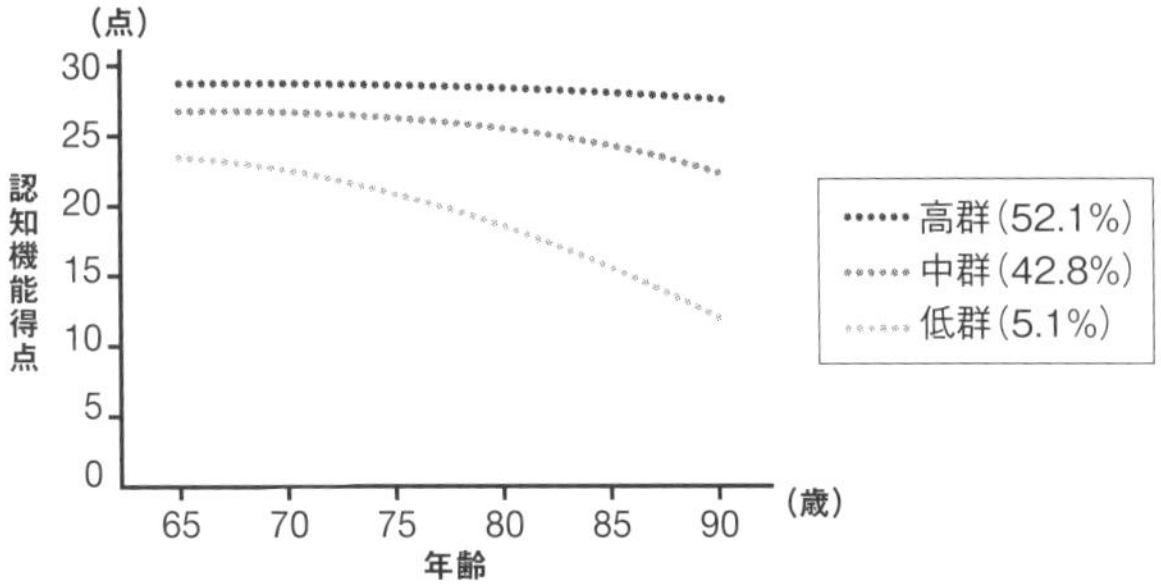

歩く速度と寿命の関係 ＊65〜89歳を調査

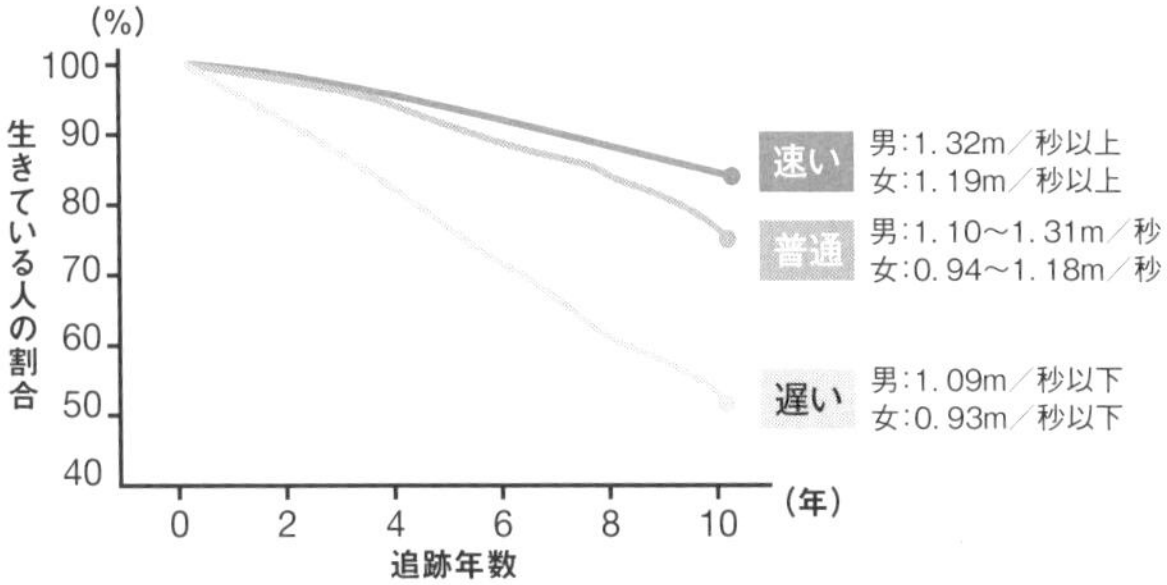

握力と寿命の関係 ＊65〜89歳を調査

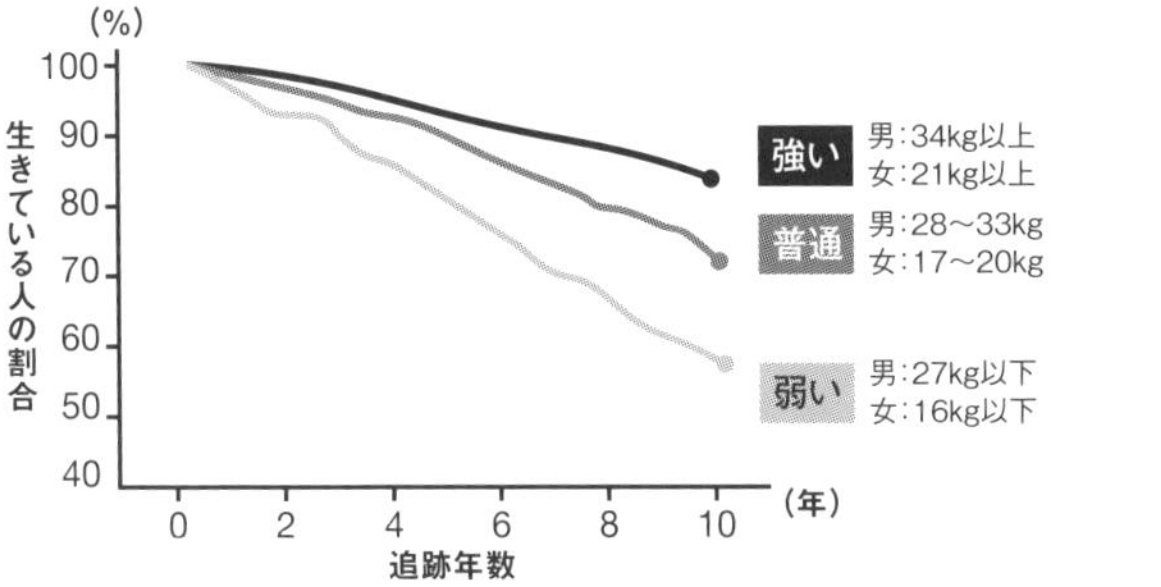

出典:上図　Taniguchi Y, et al. Geriatr Gerontol Int. 2017;17:1928-1935.
中・下図　Nofuji Y, et al. JAMDA.2016;17:184.e1-7より作図

老化は「逆戻り」できる

この結果を見て、あなたはどう思うだろうか？

「65歳で健康余命が決まるのか」と嘆く必要はない。多くの人は65歳ではまだフレイルではないし、70代を迎えてフレイルに入りつつあっても挽回のチャンスは大いにある。**なぜなら、フレイルには可逆性がある、つまり後戻り可能**なのだ。

この可逆性という点が、フレイル発見の大きな意義だ。

日本老年医学会も**「フレイルは、しかるべき介入によって再び健常な状態に戻るという可逆性が包含されている」**と強調している。

問題点を改善し、機能的な健康を回復させれば、フレイル予備群の人はフレイルでない人に近づけるし、フレイルに当てはまる人もフレイル予備群まで戻れる。別の言い方をすれば、年齢よりも速くフレイルが進んでいる場合に、それを年齢相当レベルまで戻すことができる。

つまり、不健康な状態で長く生きることに対する改善・予防になるということだ。要介護状態の手前にあるのがフレイルだからこそ、「大丈夫、まだ後戻りはできる」のだ。

人は誰でも老いて機能的な健康度は徐々に低下していく。つまり、**誰もがいずれフレイルになるのは事実**だ。息をひきとる直前まで元気いっぱいという幸運な人もいるが、全員がそうなるのは残念ながら難しい。

しかし、ただおとなしく「歳には勝てない」とする必要はない。ちょっとした工夫で「老いによる心身の衰え」のスピードを遅らせることはできる。

それこそが、不健康な長寿を避け、健康余命を延ばすというアプローチにほかならない。

高齢化社会の実情を示す「データ」の数々

「今のお年寄り」は歩くのが速くなっている

「そんなに心配しなくても、元気な高齢者は増えているのでは？」

フレイルについて話すと、こんな反論が出る。

では、その点も検証しておこう。

私たちの研究チームも加入している国立長寿医療研究センターの長寿コホート研究では、全国13地域のおよそ1万3000人の高齢者について、2007年と2017年の身体データを比較している。すると平均身長は男女ともに約2センチ高くなっており、平均体重は男性では約2〜3キロ重くなっていた（女性の体重は変わらず）。

驚くべきは、歩行の高速化。年齢層によって差はあるものの、**1秒間に進む平均距離が男性では約2〜7センチ、女性では7〜12センチも伸びていた**。1秒間に7センチということは、毎分4メートル歩行距離が伸びていることになる。それだけ足腰の筋力が強くなり、神経の伝達速度が速くなっていると考えられる。

歩行スピードのほかにも、平均握力（筋力）の数値も上がり、外出、買い物、食事の用意などの能力点数もこの10年間で向上していた。

つまり、10年前の高齢者より、ましてやそれ以前の高齢者よりも今の高齢者のほうが若々しいということだ。

では、なぜこれほど元気な高齢者が増えたのだろう？

第一の理由として考えられるのは**「環境の変化」**だ。まず、社会全体が肉体労働からデスクワーク中心にシフトした。家事についても電化製品の普及で負担が軽くなった。

労働政策研究・研修機構の統計によれば、1955年に第一次産業（農林漁業）に就いている人は全体のおよそ40％、第二次産業（製造業、鉱業、建設業）に就いている人はおよそ25％、残りが第三次産業（デスクワーカーなどそのほかの仕事）だった。

高度経済成長で大量のサラリーマンが生まれたことからその比率は逆転し、2019年は第三次産業に就く人がおよそ70％以上。つまり、**肉体的労働や怪我で体を痛めるリスクがある仕事に就く人が減った**のだ。

かつて日本人の死因1位だった脳卒中は、厳しい肉体労働や暖房が行き届かない寒冷地での暮らしなどで脳の血管に負担がかかることで多発していた。

しかし、働き方の変化と冷暖房などの住環境の整備に加え、食生活の改善によって脳卒中で命を落とす人は減っている。

労働人口の「10％」を高齢者が占める

元気な高齢者が増えた第二の理由は、**「医学の進歩」**。

感染症の予防によって乳幼児の死亡率も下がり、がんや循環器疾患などの病気になっても医療で治る時代となりつつある。

今後、iPS細胞の研究が飛躍的に進んでいけば、病気で死ななくなる時代が来るかもしれない。

そして第三の理由として、戦後の高度経済成長と生活習慣の欧米化にともなって**「栄養状態が格段によくなったこと」**が挙げられる。

国民を対象とした栄養調査の報告を見ると、1960年の日本人は一日あたり平均わずか18・7グラムと、あまり肉を食べていなかった。それが2018年には104・5グラムへと飛躍的に増加している。

卵と油脂類はおよそ2倍、乳類にいたっては3倍と、筋肉、血管、骨などを作る動物性たんぱく質や脂肪、カルシウム、ビタミン類の摂取量が大きく増えた。

元気な体を保ったまま高齢になるわけだから、活動量も増えている。

ランニングやジム通いなどの運動習慣を持つ高齢者も多く、私たちの調査でも「年齢を問わず運動・スポーツの実施頻度が高い人は体力がある」という結果が出ている。

スポーツどころか、バリバリ働いている高齢者も少なくない。

内閣府の調査によれば、**労働人口に占める高齢者の割合は右肩上がりに上昇**を続けていて、2016年の労働人口6673万人のうち、65歳から69歳の人が450万人。70歳以上も336万人いる。

つまり、**日本で働く人全体のおよそ10％は、昔でいう「お年寄り」**なのだ。

元気な高齢者が増えていることは、社会全体で見たとき「健康寿命の延び」を意味する。

日本老年学会は2015年に、「10〜20年前に比べると、高齢者は5〜10歳若返っている」という声明を発表し、同学会と日本老年医学会は「75歳以上を高齢者とすべきではないか」と提言するほどだ。

73％は「病院通い」が常に

元気な高齢者が増えているといっても、手放しで「健康長寿を手に入れた」と喜ぶのはまだ早い。

厚生労働省による2015年度の「要介護認定者数」を見ると、要介護の認定を受けた人は前期高齢者が75万6000人。これは前期高齢者人口の4・3％に過ぎないが、後期高齢者になると531万3000人、後期高齢者全体の32・5％が要介護となっている。

さらにこれが〝行政によって認定された数字〟という点も注意が必要だ。**要介護認定を受けないまま、介護状態になっている人も現実には存在する。**

介護施設の少ない地域で行った私たちの調査では、日常生活で介助が必要な人のうち約2割の人は要介護認定を受けていなかった。配偶者や家族が支えているのだ。

また、**医療機関受診の割合は、後期高齢者で約73%**と高い。75歳を過ぎれば、「元気な高齢者」ではいられなくなってくる。

データを見るかぎり、要介護の高齢者よりもそうでない高齢者のほうが多いのは事実だ。だが、自分が要介護になるかどうかを考えてみたらどうだろう?

日本人が一生のうち交通事故に遭う確率は4人に1人といわれているが、自分が絶対にラッキーな3人になれるとは限らない。それと同じで、自分が要介護になる可能性は依然として残る。

さらに、**平均寿命が延びて人生が長くなるということは、それだけ要介護になるリスクが個々に出てくるということでもある。**そうならないための対策をしっかり講じておいたほうがいい。

また、**フレイル対策に力を入れている自治体では、要介護認定率が少しずつ下がってきているという調査結果が出ている**点も見逃すべきではない。

心と体の若さや健康に自信がない人こそ、「予防すれば老化による衰えを先送りすることができる」という意識をぜひ持ってほしい。

人も世界も、こんなに変わる

医療の発達により、人は「なかなか死なない」時代になった。誤解を恐れずにいえば、「死ねない時代」なのかもしれない。

病気になったり要介護になったりしてから命を終えるまでの期間が延びる可能性が大きいのだから、健康についての意識を変えなければいけない。

つまり、これまでは「病気にならないこと」が目的だったが、**これからは「心身の機能」ひいては生活機能を失わないことが健康目的**となるのだ。

「では、さっそく具体的なフレイル対策の紹介を」といきたいところだが、その前に私たちが生きていく人生100年時代の「変化とリスク」を押さえておこう。なぜなら有効な対策を打つために必要なのは**「機序」**の理解だからだ。

機序とは、仕組みやメカニズムだ。

ざっくり説明すれば、「この病気はどんなもの？　その原因は？　どのようにして起こるのか？」をまずは理解し、そのうえで「そうした原因を取り除くには、この治療法がいい」と解明し、実行する。これが機序である。

機序が理解できていれば、状況が変わったとしても、間違った選択をせずにすむ。

例を挙げると、「東北地方に脳卒中患者が多いのは、雪が多いから」といわれたことがあったが、雪の中に脳卒中の原因物質があるわけではない。

東北に脳卒中患者が多いのは、雪が降るほど寒さが厳しいため、暖房設備が十分でない時代は厳しい寒冷にさらされたから。また、寒さゆえに保存のきく塩蔵品を食べる食習慣や体を温める飲酒の習慣が根強かったことが原因だ。

しかし、この機序がわかっていなければ、「脳卒中をなくすため、除雪しよう」となりかねない。やや極端な例に聞こえるかもしれないが、背景を理解していなければ人は因果関係を簡単に見誤る。

フレイル対策も、「脳卒中をなくすために除雪車を駆動する」というものでは意味がない。「雪が多い」という現象の裏にある「寒さ」という根本理由を知り、「寒さと塩分摂取量や飲酒」の関係を知ることで初めて「脳卒中をなくすために暖房と減塩・節酒を」という正しい対策が講じられる。

人生80年時代のままの健康常識でフレイル対策を講じても、人生１００年時代の健康法は構築できない。

そこで人生100年時代に起きる2つの変化を押さえておこう。

①「未来の日本人の体」がどのように変化するか？
②「未来の日本の社会」がどのように変化するか？

この2つの変化を知れば、健康常識が変わらざるを得ないことがわかるだろう。

変化①未来の日本人の「心配な身体」
――寿命は延びても体はボロボロ

今までなかった「新しいリスク」がある

あなたがすでに高齢者であれば「昔よりも若々しい、元気な高齢者」として過ごせるよう、積極的なフレイル対策をとって健康余命をいっそう延ばしてほしい。

詳しいやり方は後述するが、フレイル対策として必要な「筋力の維持・栄養・社会参加」を忘れずに実践していただきたい。

だが、あなたがそれよりも若い現役世代なのであれば、「このまま歳をとっても元気でいられる」と楽観するのはまだ早い。

これからの長生きは、とんでもないリスクをはらんでいる可能性があるのだ。

今の高齢者は「生活運動量」が多かった

前期高齢者の仲間入りをしたばかりの人たちが生まれたのは、1950年代。戦後10年経ち、日本が高度経済成長のスタートを切った頃だ。

マクドナルドが銀座に第1号店を出したのが1971年、今60代の人たちが10代半ばから20代の頃だ。

世界初のインスタントラーメンといわれる日清「チキンラーメン」が発売されたのは1958年だが、栄養の乏しいインスタント食品は食卓の主役ではなかった。

高度経済成長期は鉄道・道路ともに日本の交通網が急速に整備されたが、多くの駅にエレベーター、エスカレーターがある今とは違う。

また、「スマホがあれば辞書も電卓もいらない」というわけにはいかないから、重いカバンを抱えて移動していたし、今なら添付ファイルで送信する書類もわざわざ出向いて受け渡しをしていた。

すなわち、**今の前期高齢者は若い頃の日常的な運動量が今より多かった**と推察できる。

第二次世界大戦が終わる前に生まれた75歳以上の人たちは栄養面などで事情はやや異なるが、今の65〜74歳くらいの人たちは、健康的な食事と適度な運動をして強い体を作り、年齢を重ねた人たちといっていい。

そんな彼らが「元気な高齢者」なのは、**そうした生活習慣の上に成り立っていた**という可能性がある。

では、もっと若い世代はどうだろう？

果たして、元気な高齢者になれるのだろうか？

69歳以下で「歩数」が激減している

フレイルになる大きな原因として「筋力の低下」がある。

筋力があれば歩くことが苦にならず、歩くことが苦にならなければ筋肉が衰えにくい。

私たちは歩数に関して、前期高齢者であれば一日7000歩、後期高齢者は一日5000歩程度が望ましいと提唱している。

自由に出歩けるというのは社会参加にも関わってくるから、認知機能や心理面にも影響する。厚生労働省による全国を対象とした「ここ15年間の歩数の推移」を見てみよう。

2003年の70歳以上の男性の平均歩数は4915歩。2017年は5219歩。女性は4142歩と4368歩だから、男女ともにほぼ横ばいか微増といえる。

ところが**69歳以下の数字を見ると、すべての年代で歩数が減っている。とくに、若者が歩かなくなっている**のだ。

20〜29歳の男性は、2003年の8925歩から2017年は7904歩。約1000歩、約11%も減っている。女性も7185歩から6711歩と同様の傾向だ。

30代も同じように、男性が8543歩から7884歩、女性が7381歩から6543歩と、明らかに歩かなくなっている。

2020年のコロナ禍によって、働き方が改めて問い直されている最中だが、今後、テクノロジーの発達やテレワークの導入などで、いっそう「歩かない日々」が増えるだろう。

大切なのは、「日常生活でどのくらい歩いているか？」だ。

運動習慣を持つ人は若い世代にも多いが、それは週に一度や二度のこと。歩数は通勤・通学や日常生活を含めた日々の平均なので、**日常の運動量としては減少傾向**にあるといっていい。

これから「力のない子」が歳をとる

今の若い世代はすでに筋力が昔と比べて落ちているという報告もある。

青少年のスポーツテストについての調査を見てみよう。スポーツ庁が公表している1986年から2017年までのデータがあるが、7歳、9歳の握力は、男女ともにあまり変化がない。しかし**11歳から19歳は、昔より今のほうが低下傾向にある。**

そのほか、**ソフトボール投げ、立ち幅跳びなどの「筋力の瞬発力」を測る項目もスコア**

が下がっている。

念のため付け加えれば、２００２年までは遅くなっていた50メートル走が再び速くなったり、上体起こしや前屈のように、昔の子どもより今の子どものほうがスコアがいい種目もある。

だが、**全体を見た場合、筋力が弱い「力のない子」が増えている傾向が見て取れる。**

様々な習い事やクラブチームに所属させるなど、子どものスポーツ推進に熱心な家庭もあることは事実だが、全体の傾向としては、「筋力の弱い子ども」が増えているといえる。

「ガリガリ老人」だらけになる

文部科学省による学校保健統計調査で学童（５歳から17歳）の肥満出現率を見ると、１９７７年から２００５年までは男女ともに徐々に増えているが、それ以降は横ばいか、やや下がり気味だとわかる。

また、やせているかどうかの痩身傾向を見ると、女子は横ばいだが男子では上がっている。この10年で男女ともに「太っている子ども」は減って、「スリムな男子」が増えてい

スポーツテストの結果
（握力の年次推移）

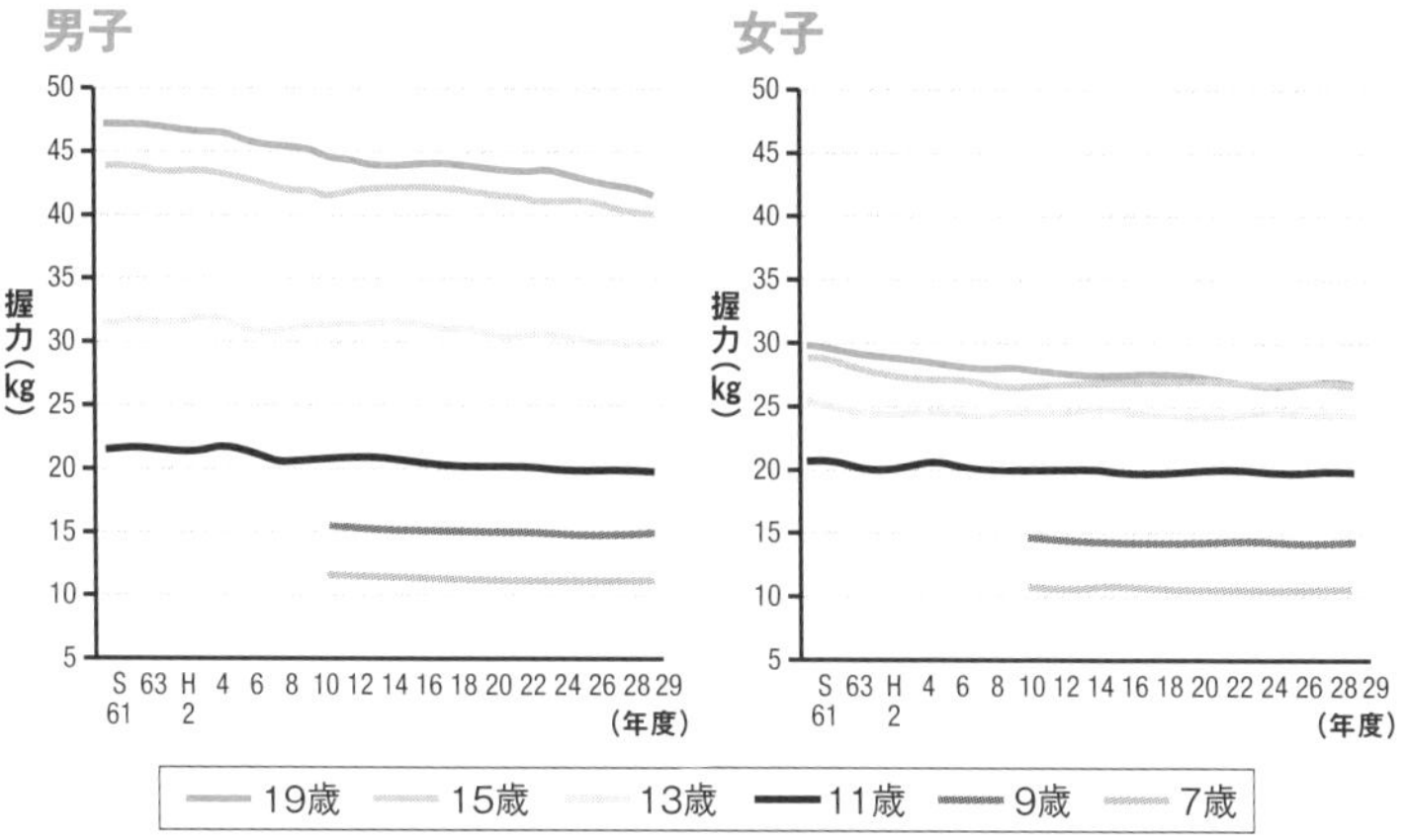

出典：スポーツ庁　平成29年度体力・運動能力調査結果

る。

子どもの肥満は深刻な健康問題の要因となりかねないが、だからといって子どもの頃からやせていればいいというものではない。これもまた、**筋力不足、栄養不足につながりかねない**のだ。

とくに深刻なのは、**「やせすぎている女性たち」**。

国民健康・栄養調査によれば、20～50代までの女性のうち「低体重（やせている）」とされるBMI18・5未満の人は増加傾向にある。ダイエットに気を使う20代、30代だけでなく40代、50代にもやせた女性が増えているというのは、かつてなかった現象だ。

1990年はBMIで「やせている」と

される40代女性は5・2%、50代女性は3・9%だったが、**2017年は40代で10・6%、50代で10・1%と、どちらも2倍以上**になっている。

「やせたい願望」は、いつまでも若くありたいと願う中年女性にも広がっているということだろう。

では、「やせている＝健康」というのは真実だろうか？

同志社大学の石井好二郎氏らのグループによる研究では、**最近の若年女性（21歳プラスマイナス2歳）の骨格筋指数を調べた結果、実に9割の若年女性が高齢女性（70歳代）の平均値を下回っていた**。つまり、**スリムな若い女性は、おばあちゃんたちよりも筋肉がスカスカ**なのだ。

これは実にショッキングなデータだ。女性のフレイルは男性に比べて一気に進む傾向があるが、その原因として、女性は男性よりも骨格が小さく筋肉量が少ないことが挙げられている。

もともと筋肉がない女性が、一番筋肉を蓄えられる若い頃からダイエットをし、高齢女性並みの筋肉量になってしまっている。彼女たちが出産を経た40代、50代になっても「スリムな体」を維持しようとしたら――**早いうちからフレイルなガリガリ老人となり、要介護まっしぐらになりかねない**。

少なくとも、「元気な高齢者」としてアクティブな老後は迎えられないだろう。

男性は老後「やせるはず」なのに太っている

女性はやせた人が増えているが、男性はその逆を行っている。やせた男子が増えているものの、それは学童期のことで、**成人以降の男性を見ると肥満傾向**にある。

1990年にBMIで「肥満」とされた20代男性は16・4％だったが、2017年は26・8％。30代も23・1％から32％に増えている。

それなら筋力は心配ないかといえば、運動不足と高カロリーの食事による脂肪太りで、不健康な肥満である可能性が高い。

人は中年になると代謝が衰えて太りやすくなり、高齢になると運動量が減ったり筋肉が衰えたりすることでやせていく。事実、これまでは男性の場合、50代後半までは体重が増加し、その後は減少傾向になるとされていた。

ところが最近は、**70歳以上の男性も肥満が増えつづけていることがわかった。**

1990年に70歳以上の男性の肥満者は17％程度だったが、2017年は25・7％。60代だと18・8％から34・1％と倍近くになっている。こうした男性の大半は、おそらく脂肪太りだろう。

やせていて筋肉がスカスカな女性と、脂肪ばかりで太っている男性――どちらも筋力がないフレイル老人になる危険性が大いにある。

高齢者の健康維持には、体格指数（ＢＭＩ）で肥満度をチェックするだけではなく、筋肉量や筋力のチェックが重要だということが、様々な研究からわかっている。やはり多角的に見ることが大切なのだ。

私たちは、群馬県草津町や埼玉県鳩山町などの地方自治体とタッグを組み、高齢者の健康診断に筋量や握力の測定を導入した。握力は全身の筋力を反映する指標になる。筋肉の量とパワーを定期的に測定し、高齢者の健康改善を目指しているのだ。

「平熱」がどんどん低くなっている

体温計メーカーのテルモのホームページに興味深い記載がある。

１９５７年に東京大学の先生たちが10代から50代までの約３０００人の体温を測定したところ、その平均体温は36・89度。その後、２００８年にテルモが体温計購入者に対して行ったインターネットリサーチでは、**平均体温は36・1～4度だった**。

被調査者には12歳以下の子どもも含まれているようだし、厳密な調査データではないが、**日本人の体温が50年間で下がっているのはほかのデータを見ても確か**なようだ。

体温が下がった要因として真っ先に考えられるのは、やはり「筋肉量の低下」だ。筋肉は熱を産生する。平均体温についての別の調査では、欧米人が36・9度に対して日本人は36・2度だった。アジア系の人よりも、アフリカ系やヨーロッパ系の人のほうが、体格的に筋肉量が多いためだ。

一般に「女性は男性よりも低体温が多い」といわれるのも、筋肉量の差によるところが大きい。

体温が低くなっているもう一つの理由は、「代謝の低下」だ。

赤ちゃんの平熱が高く、抱くとホカホカと温かいのは、体内で猛烈に代謝が行われているからで、決して赤ちゃんが筋骨隆々だからではない。

逆にいうと、**高齢者になると平熱が低くなるのは、筋肉量と代謝がともに低下するため**である。

高カロリー・低栄養の食事、運動量の低下によって筋力と代謝が低下すると、若いうちから低体温になってしまう。体温は免疫とも関係する。こうして「不健康な老人予備群」

が誕生してしまうのだ。

人生100年時代を生きる未来の日本の高齢者は、もしかしたら今よりはるかに老けているリスクがあると知っておいてほしい。

変化②「健康を損なう社会」の完成
――「人のいない街」が健康を脅かす

人の数が減ると「個人の健康」に悪影響が出る

これからの日本人について、まず体の変化リスクを見てきたが、これからの日本社会は「超少子高齢化」「人口減少」となる。様々な形で報道されているが、そのリスクも自分のこととして改めて認識してほしい。

なぜなら**超少子高齢化と人口減という社会構造の変化は、フレイルを加速させる**からだ。

つまり、社会構造を変えるだけでなく、私たち一人ひとりの「不健康な老人予備群」になるリスクをも高める可能性がある。

なぜ、少子高齢化と人口減が個々人のフレイルのリスクを高めるのか――その機序を見ていこう。

これは「日本特有」の問題

少子高齢化は世界的な傾向だといわれているが、国連が発表している世界人口推計2019年版によれば、**いささかミスリード**であることがわかる。

2019年の世界人口は約77億人、2050年、2100年は、それぞれ約97億人、約109億人と推定されている。2050年の世界人口は2019年の126％増加。地域別に見るとアフリカ、西アジア、中央・南アジアでの人口増加率が高い。

つまり、世界全体から見れば、人口は減っているわけではないのだ。

一方、全世界235の国または地域の中で、55か国が2019年から2050年にかけて、人口が1％以上減少すると見込まれている。

世界一の人口を誇る中国の人口減少率は2・2％。10％以上減少する国は26か国ある。大部分が東ヨーロッパやカリブ海の国々だが、そのなかで日本は20％近くもの減少が見込まれている。

そして、**人口が1億人以上の国で、今後著しく人口が激減するのは「日本」だけ**なのである。

２１００年には、日本人は、２０１９年の６割程度（約７５００万人）になってしまう。

「老後は一人」が普通になる——未婚・死別・子どもなし

日本の人口減と少子高齢化の一因といわれる生涯未婚率（50歳時未婚率）は、２０１５年で男性23・4％、女性14・1％。

このデータを発表した国立社会保障・人口問題研究所の試算では、２０３５年には男性28・9％、女性18・5％まで上昇する見込みだという。そして、結婚したとしても、それが永遠に続くわけではない。２０１８年発表の婚姻件数に対する離婚件数は約35％、３組に１組の割合だ。

家族のあり方は多様化し、子どもを持たない夫婦もいる。

同研究所の「出生動向基本調査」によれば、結婚持続期間5～9年の夫婦の場合、子どもがいない割合は1977年には4・2％だったが、2015年には13％と3倍増。今後も増えていくと見られている。

また、子どもがいる夫婦でも、平均の子どもの数である「完結出生児数（2015年）」は1・94人と2人を下回った。

結婚し、子どもが1人以上いて、家族円満という人でも、老後もそれが続く保証はない。

内閣府の発表によれば、2015年、65歳以上の高齢者のいる世帯は全世帯の約半分を占める47・1％。そのうち、子どもと同居している高齢者世帯は39％。1980年にはおよそ7割が同居していたことを考えれば激減といえる。

ライフスタイルが異なる子どもの家族と暮らすよりは、「老後は夫婦二人で仲良く」という選択をする人も多いが、夫婦同時に亡くなる場合は少なく、ずっと二人ではいられない。

65歳以上の一人暮らし高齢者は男女ともに増加している。1980年には全高齢者のうち一人暮らしの人は男性4・3％、女性11・2％だったが、2015年には男性13・3％、女性21・1％となっている。

つまり**人生100年時代は、「おひとりさま高齢者」が激増する**のだ。

詳しくは後述するが、フレイルになるかどうかは、社会参加の有無が大きな要素となっている。人は筋力や栄養だけで生きているわけではない。**人や社会とのかかわりを失うと、体の不健康にも波及していく**。

隣人も家族もいない高齢者は、社会参加をして人とのつながりを持たないと孤立してしまう。人口減少と少子高齢化という社会の変化によってフレイルになる人が増えていく――まさに、個人の危険にダイレクトにつながっているのだ。

人口減少は「まだ先の話」ではない

「日本人が激減するとしても、2100年なら自分には関係ない」

このように思う人もいるかもしれないが、**人口減少はすでに差し迫った問題**だ。

国立社会保障・人口問題研究所の推計によれば、2015年に1億2709万人だった日本の人口は、2029年に1億2000万人を下回り、2053年、ついに1億人を切る。2065年には8808万人まで減少する。

さらに、2036年には日本人の3人に1人が65歳以上となり、2065年には約4人に1人が75歳以上。世界は高齢化しているが、**日本の高齢化のスピードは世界一速い**。

「都会には人が集まっている」という意見もあるだろう。

たしかに人口変遷は一極集中型で、都心には次々と大戸数を誇るタワーマンションが建設されている。核家族化した若いファミリー層は、地方でなく首都圏に住むようになっている。

そのため地方の過疎化は深刻だ。2018年の時点で「過疎が多い県ワースト1」は秋田県とされており、山形県、山梨県、和歌山県、高知県と続く。

都会に「限界集落」ができる

1991年に社会学者の大野晃氏が、人口の50%以上を高齢者が占め、生活が立ち行かなくなる地域を指す「限界集落」という考え方を発表した。

首都圏に住んでいる人たちは「やっぱり田舎は大変だな」とひとごとのように思うかもしれない。

ところが現在、**人口が多い埼玉県、千葉県、神奈川県であっても、2045年の高齢化率を見れば3県とも35%を超える。**「若いファミリー層で活気がある」と思われているエリアが、**あと25年で現在最も高齢化している秋田県と同じくらい高齢者の多い街になる**のだ。

２０４５年には、東京都の高齢化率も30％を超える。

都会への通勤圏としてかつて開発された「ニュータウン」が、今では高齢者率が50％を超える「オールドタウン」となる街も出てきた。

大阪府、愛知県などの大都市も東京近郊と同じく、人口が多い分、現役世代が歳をとると一気に高齢者が増える。

タワーマンションが「過疎化」する恐れも

本書執筆時点でも、すでに「都会の限界集落」は誕生しつつある。

日本初の巨大団地といわれる東京都板橋区の「高島平団地」は１９７２年に入居が開始され、総世帯数は１万１７０戸。当時若者だった団塊の世代が地方から上京して家庭を持った。

しかし、その若者が高齢者となり、子どもたちが大人になって独立した今、**団地居住者の40％強が65歳以上**だといわれている。

同じ頃にできた東京都新宿区の都営戸山ハイツ、大阪府吹田市の千里ニュータウンも同じ状況にある。千里ニュータウンの高齢化率は約30％だ。

一般に集合住宅は住人の自治によって運営されており、共有エリアの清掃や修理、ゴミ出し、町内会の仕事といった住人による共同作業が、高齢者ばかりだと徐々にままならなくなっていく。

また、半世紀も前にできた若いファミリー向けの住宅は、バリアフリーなどの設備にも乏しい。「5階建てエレベータなし」という団地もあるから、足元がおぼつかなくなった上階に住む高齢者は外出を控えるようになる。ゴミ出しすら負担になるかもしれない。そうして家に閉じこもっていれば社会参加はままならず、買い物や通院にも支障をきたすだろう。

共同作業を管理人に委ねたり、建物の改装・修理をしたりするにはお金が必要だが、限られた老後の蓄えからの支出となるから、住人全員が出費に賛成するとは限らない。

こうして、若者の流入でできた集合住宅という「街」が、その若者が高齢化することで一気に「都会の限界集落」に転じてしまう。

今人気のタワーマンションが、かつての若者が住んでいた巨大団地と同じ道をたどらないという保証はない。住人が一斉に歳をとり、老人ばかりの孤塔となったとき、台風や地震といった自然災害に見舞われたらどうなるだろう？

「病院」がなくなる地域が出てくる

地方でも都市部でも、高齢化エリアの健康管理はすでに大きな課題となっている。**過疎地の高齢者が、何時間もかけないと病院に行けないという問題は深刻**だ。私は縁があってしばしば秋田県に赴くが、病院も医師も不足していることを痛感する。

開業医が一人で診察している小さな医院は、後継者がいない。医師が歳をとると閉鎖され、中規模の病院も必要な医師数を確保できずに部分的に閉院したり合併したりしている。

「深刻な医師不足は日本全体の問題だ」として、行政は地方大学に医学部を新設するなどの対策を講じているが、**医師を志す若い人の母数がまず少ない**。その少ないなかから医師になった人も、地元に帰らずに都会の病院に就職するのは、会社員と同じだ。

都市部は「医療費高騰」の可能性を包含

地方に比べれば、都市部は医学部も病院も多いし、交通網が発達していて高齢者が自力で病院に通いやすい環境にある。

しかし、**病院が密集している地域では過当競争が起こり、医療費の上昇につながる**という別の問題がある。

利益を確保したい病院はすぐに「入院して検査をしましょう」「この治療もしましょう」と医療過多になる。

一方、退院しても家には介護者がいない、介護施設も空いていないといった患者が多ければ、必然的に平均在院日数が増えて医療費がかさむ。

都市部の病院には医療設備が整っているところも多いが、患者から「先進医療を受けたい」という希望が増えれば、やはり総医療費は膨らむ。

「個人負担額」が全国的に上がる

少子高齢化によって将来の年金受給に不安が広がっているが、現役世代が支払っている社会保障費は年金だけではない。

みんなが納めている健康保険料が医療費の財源となり、国民すべてが健康保険制度を利用することができる。

この医療費が、入院の増加や高価な薬剤・治療技術にあてられれば、全体として医療費が足りなくなる。最近では、風邪薬や湿布などを保険適応外にする案も出てきている。

国民の数が減って、高齢者の割合が増えれば、健康保険料を納める人も減り、医療費が足りなくなるのは時間の問題だ。

おのずと、**個人の負担額は増える**ことになる。

厚生労働省は、最近の医療費の地域差を分析している。

一人あたりの医療費の上位は、九州の各県や高知県などだ。

しかし後期高齢者の増加率が伸びていけば、大都市を抱える埼玉県、千葉県、神奈川県、大阪府、愛知県、東京都などでも、医療費の一層の高騰は避けられない状況にある。大都市では、患者数が多いため、一人あたりの医療費に患者数をかけ算した「トータルの医療費」は非常に高額となる。

「介護職員」不足は深刻化する一方——すでに55万人足りない

内閣府の高齢社会白書によれば、「医療サービスを月に1回以上利用している」と回答した人は全体の54・4%。年代別に見ると50代後半では33・2%なのに対して、80歳以上になると72％と急上昇する。7割のお年寄りが月に1度以上、病院に通っているのだ。

15〜64歳の人口が65歳以上の人口を支える割合を見ると、2人で1人を支えるとされるのは2020年まで。それからは1・9人、1・7人で1人を支える時代となり、2065年は1・3人で1人を支える。15歳からすぐ支えられるかといえば、現実としては難しい。もっと少ない現役世代が、高齢世代を支えることになるだろう。

しかし、この「支える／支えられる」という関係にも、暗雲が漂っている。

改めて書くまでもなく「要介護」とは、介護する必要があるということだが、介護する若い人たちが圧倒的に足りなくなるのだ。

この国には、**要介護者を支えるお金も人手もほんのわずかしかなくなる**。

日本全体の医療費増大や病院経営の赤字の大きな原因として「入院」が挙げられる。ベッドを確保し、24時間ケアするには人手もお金も必要だ。

そこで行政は入院せずにすむ在宅医療や在宅介護、デイケアサービスを組み合わせることによって入院コストをできるだけ削減しようとしている。

ところがデイサービスであっても、**介護人材そのものが圧倒的に不足している**。2025年には「245万人」の介護人材が必要だとされているが、2016年時点で190

万人しかいない介護人材が、9年後に55万人も急増するとは考えにくい。

今後、**介護サービス対象者と認定される人は、より制限されていくだろう。**

「自宅介護」も人手不足でままならない

介護職員の離職率は高く、介護労働安定センターの平成29年度介護労働実態調査によれば**16・7%**。離職者中、1年未満で離職する人は38・8%だ。

介護を必要とする人は増えていくのに、介護をする人は減っていくという厳しい現実がある。


介護施設への入所者に対するスタッフだけでなく、**自宅で訪問介護や生活援助サービスを受けるためのマンパワーも足りなくなりつつある。**

2040年には、とくに大都市部で、高齢者の介護ニーズに対応できなくなることが危惧されている。

家族の支えにも限りはある。十分な介護を受けられないままに、自宅での最期を迎える高齢者もますます増えるだろう。

「通院」が難しくなる

自宅での介護が難しいことに加え、**フレイルになると通院すら難しくなる**実情がある。

私たち研究チームの阿部巧研究員が、大都市部、郊外、中山間地域の高齢者に対してふだん使う外出手段を調査した結果、フレイルの高齢者はフレイルでない高齢者に比べて、「徒歩」「自転車」「自動車を自ら運転する」「自動車に乗せてもらう」「バス・電車などの公共交通を利用する」のいずれも少なかった。

フレイルになると移動そのものが困難になるためだと思われる。

興味深い点は、地域別に見ると、それぞれに特徴が見られたことだ。

公共交通が少ない郊外と中山間地域では、フレイルの人はフレイルでない人と同様に、移動は自動車に頼る部分が大きく、とくに**他者に依存する（運転してもらう）割合が高い**。

対して、大都市部では、フレイルの人であっても自動車に頼る傾向は見られず、**徒歩や自転車、公共交通を利用して何とか移動している**実態が浮き彫りになった。

フレイル高齢者の移動の自由度を低下させないために、地方では、ディマンドタクシー（乗合タクシーの一種）や町内巡回バスのような支援策が必要だろう。大都市部では安全に歩けるような歩道の整備や自転車レーンの設置などが望ましいと考えられる。

買い物に行けず「炭水化物」ばかりに偏る

高齢者は病院に行くときだけ移動するわけではない。日常生活を送るうえで不可欠なのは「買い物に出る」という移動である。ところが、これもままならなくなるかもしれない。

スーパー、コンビニが遠くて車も使えず、食品の買い物に困る人を「買い物困難者」というが、農林水産省は**65歳以上の「買い物困難者」は、2015年時点で824万6000人**にのぼるという全国推計を発表した。

健康でいるためには食事が非常に重要なのに、65歳以上の4人に1人が買い物に困っている。しかも**2005年からの10年間で21・6%増**だ。

地方は都市部ほどコンビニがないし、小さな商店や小型スーパーは消滅している。近くのお店がなくなれば、買い物に困ることになる。

買い物がしづらいと「炭水化物」過剰に

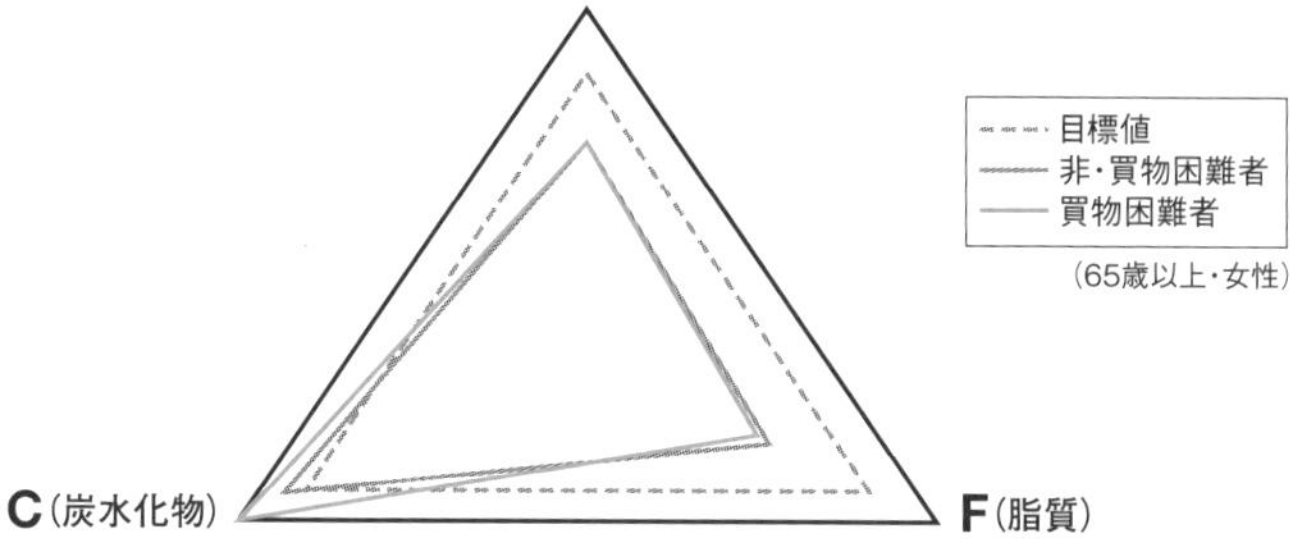

炭水化物摂取	買物困難者	非・買物困難者
65%以下	54.4%	70.9%
65%より多い	45.6%	29.1%

65歳以上女性対象

出典：菊島良介．農林水産政策研究所レビューNo.82、2018年

さらに注目すべきは**東京、大阪、名古屋などの大都市でさえ、10年間で44・1%も買い物困難者が増加している**点だ。神奈川県にいたっては、10年で68・7%増となっている。

これは首都圏でも、郊外の大型モールに車で買い物に行くスタイルが広がっているためだと考えられる。

農林水産政策研究所の菊島良介氏によると、**買い物困難者のPFCバランス（たんぱく質、脂質、炭水化物のバランス）は崩れる**傾向にあるという。**なかなか買い物に行けない高齢者は、三大栄養素のうち「炭水化物」に偏った食事になってしまう**のだ。

米やインスタント麺などは保存がきく

ので、買いだめができる。都心のコンビニや地方の小さな商店でも、菓子やパンは手に入りやすい。

後述するが、フレイルにならないためには栄養摂取も鍵を握っている。たんぱく質を肉や魚から摂取すべきなのに、まめに買い物に行けない人は、そうした生鮮食品をあまり食べなくなっていく。

「買い物困難者が824万人」というのは、栄養不足からフレイルに陥る人が増えることを示唆する数字だろう。

「野菜」が買いづらくなる

野菜や果物も栄養面で大切なものだが、**買い物困難者はあまり摂らない傾向がある**。手に入りにくく、保存がきかないためだろう。

また、買い物以前の問題として、異常気象や農業従事者の減少、食料自給率の低下で野菜の価格が高騰することも増えそうだ。

それを補うべく、「農業用ロボット」の導入も検討されている。現状はまだ葉物野菜中心だが、野菜の工場生産も始まっている。フレッシュで高品質な冷凍食品、チルド食品も開発されており、食品加工技術の進歩は期待できる。
だが、こうした科学技術の進歩が、食料生産の大きな鍵を握る異常気象に影響を受けないほど十分に発達する保証はない。

さらに日経BP未来研究所のテクノロジー・ロードマップによると、**トレンドは「高品質・高価格」な野菜の開発**のようだ。つまり、開発されているのは有機農産物といったヘルシーで値段が高い野菜。資本主義経済の営みはすべてコストが関係するから、新技術の開発費を回収するためには、高額商品の販売が妥当となる。

高品質の野菜は体にいいかもしれないが、全国に広く行き渡り、誰でも気軽に買える値段でなければ、年金暮らしの高齢者の野菜不足の救済策とはならない。また、水耕栽培による工場生産は主に葉野菜であり、根菜はラディッシュやカブなどに限定される。

お金がある人は質がいい野菜を食べつづけ、お金がない人は野菜すら買えなくなる。
こんな「栄養格差」が到来する危険すらある。

100年時代とは「健康自衛」の時代

「労働人口」が減って定年延長も──労災発生率は倍以上

人口減と少子高齢化で社会は否応なく変化する──これが避けられない変化である以上、私たちの「現役の時間」は延びていく。

労働人口の減少を補う方法が、「出生率を上げて若い世代を増やす」か「高齢世代が働きつづける」かのどちらかであれば、現実的なのは後者だ。

70歳まで定年を延長する動きはすでに始まっており、少子高齢化社会の人生100年時代には、多くの人が長く働かなければならなくなるだろう。

だからこそ私たちは、フレイルから要介護へとなだれ込んでいくことのないよう、「歳のせいだから」とあきらめず、自分で自分をケアしていかなければならない。

働きつづける高齢者の今後を知るうえで、全国にある公益社団法人「シルバー人材センター」の資料が参考になる。1980年に発足し、働くことで高齢者と地方自治体を活性化させることを目的とする組織である。

私は調査も兼ねて、シルバー人材センターの人に話を聞く機会があるが、**働く高齢者の増加とともに怪我の件数も増えている**という。

厚生労働省の労災発生状況によると、2018年の死傷者数12万7329人のうち、60歳以上が3万3246人。5年間で約7500人増えていて、仕事中に亡くなったり怪我をしたりした人の26・1％、およそ4人に1人が60歳以上ということだ。

高齢者は小売業や飲食店、社会福祉施設で働いている際の転倒が多い。70歳前後と30歳前後で労災発生率を比べると、**男性は2倍、女性は5倍**にもなる。

サービス業などで若い人と同じように働いているが、60歳を超えるとちょっとしたはずみで怪我をしてしまう――これはまちがいなく体の衰えが関係している。

「いつまでも元気で働けるわけではない」という現実も知っておかなくてはならない。

頼れる「人」も「制度」もなくなるかもしれない

今後、病院も医療従事者が減り、社会保障による手当も削減されていくなら、なおさら病院に頼らずに自分で体をメンテナンスする意識が必要となってくる。

つまり人生100年時代とは、一人ひとりの「健康自衛」が求められる時代だということだ。

「健康自衛」といっても、不健康の二大要因の一つ、病気はどうにもならない。自分で心疾患やがんの手術はできないし、認知症を治療することも難しい。

その点、もう一つの要因である**機能的な不健康であれば自ら打つ手はある**。心身機能を保ち、フレイルを予防することは、病気にかかりにくい体をつくり、仮に病気になってもなんとかやっていける「健康余命」を延長する唯一にして最良の方法だ。

理想をいえば、50代くらいから病気の予防だけでなく、自分の体の機能面での健康状態を把握し、フレイル対策に取り組むのがいい。フレイルの鍵を握る筋力や栄養、認知能力や社会参加の状態を、セルフチェックすることはとても大切だ。どうやって年を重ねていくかで、どんな高齢者になるかも変わっていく。

また、いくら元気でも65歳以上であれば、定期的に自分の心身機能を点検したほうがいい。老化の進行には個人差があるが、急激な老化進行にストップをかけることが何より大切なのだから。

介護需要が「予算オーバー」になる

今、「フレイル予防」が重要なキーワードになってきているのは、これこそ介護のニーズを減らす効果的な対策だからという面もある。

高齢者を取り巻く状況がこのまま推移すると、介護ニーズに予算が追いつかず、サービスが制限されることが危惧される。


自立して生活できる状況と、自立喪失して要介護となる、その中間にある「フレイル」の可逆性に注目し、対策を講じる。その結果、多くの高齢者が「フレイル初期」程度に踏みとどまれば、介護費の削減にもつながる。また、**フレイル対策はどれも現実的で日々の生活の中で取り組める**というのも実践しやすい。

しかもフレイル対策には、筋力、栄養、社会参加という要素があるから、様々な効果が期待できる。経済産業省の試算では、フレイル・認知症を予防すれば介護費が3・2兆円削減されるといわれている。フレイル対策には認知症予防も入っている。

1章では、あなたのフレイル度をチェックして、体の状態を可視化しよう。

そのために、まずは老化の実態を説明する。健康自衛のための知識として、誰にとっても避けられない「老化」とはどのようなものか述べていく。

「老化」は、誰もができれば目を背けて曖昧にしておきたいものかもしれない。だが、ダイエットの前にきちんと体重を量るように、「老化の実態」をリアルに知っておいてこそ、フレイル対策への意欲が湧く。

体と経年の関係に、真正面から向き合ってほしい。

1 章

加齢の真実

経年で人間はこう変わる

健診で測っているのは「特別な自分」

「血管」がせまくなる——「心臓病」「脳卒中」の危険リスク上昇

なぜ、フレイルの対策を講じる前に老化の実態を知っておく必要があるのか——それには、フレイルの原因が関係している。

フレイルは、生活習慣病や老年症候群の影響が加わって悪化していく。生活習慣病や老年症候群がフレイルの原因となるが、フレイルになるとますます生活習慣病や老年症候群も進んでしまう悪循環が始まる。

つまり、歳のせいと片づけてしまいがちな老化がフレイルを助長するかもしれず、反対に老化そのものがフレイルになったことのあらわれかもしれないのだ。

生活習慣病とフレイルの関係を例にとれば、**「心臓病」「脳卒中」など循環器系の疾患リ**

フレイルを取り巻く相互関係

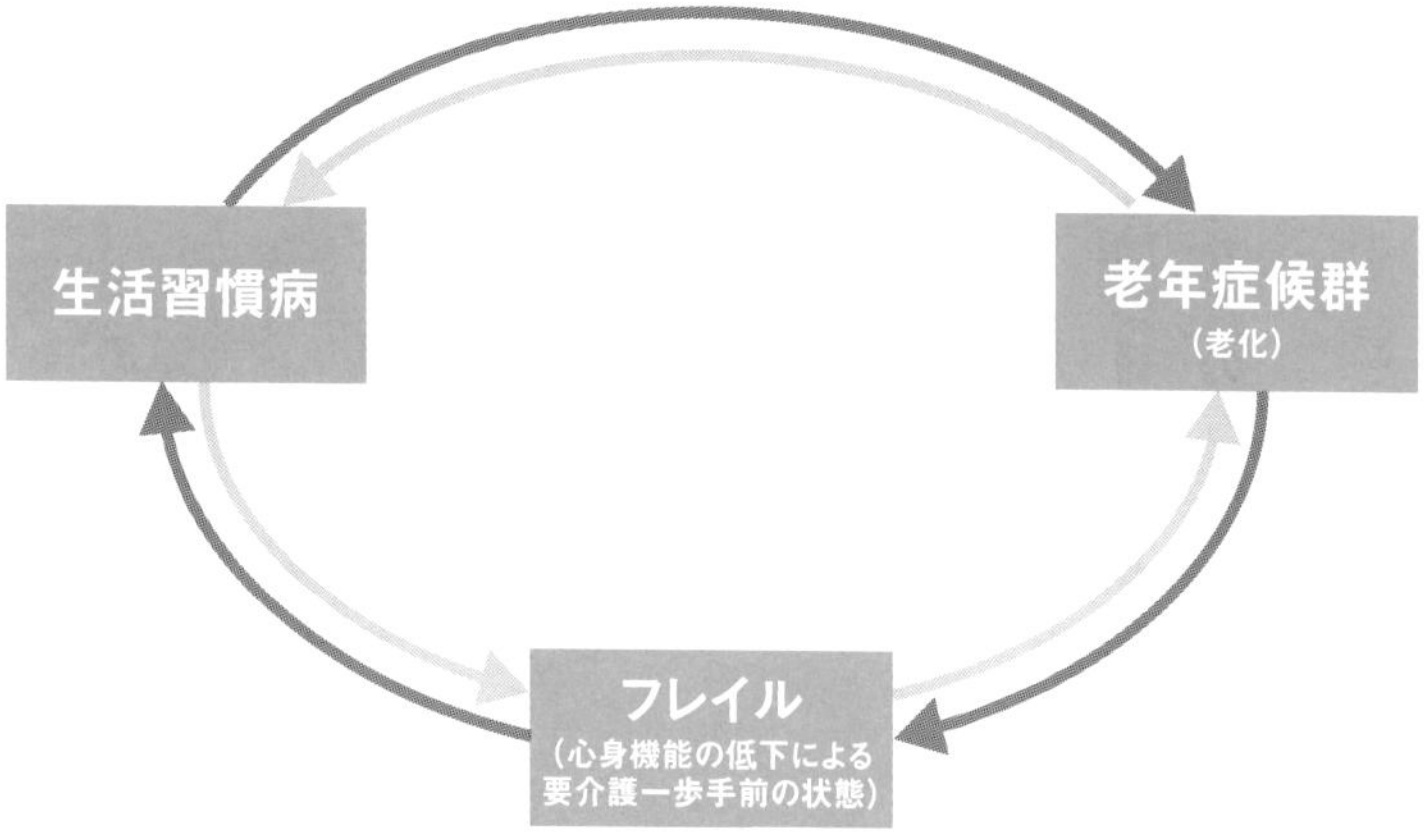

スクはフレイルによって高まるという研究データも出ている。

健診受診者１２１４名の追跡調査の結果、**フレイルの人はフレイルでない人の約5倍も循環器疾患の死亡率が高く、心臓病や脳卒中で要介護状態になる率も約3倍大きい**ことがわかった。

循環器系の病気には、「血管」の動脈硬化が大きく関係している。

血管は大きく「太い血管」と「細い血管」に分かれる。

健康な血管というのは、太い血管は血液量に応じて伸び縮みする、やわらかなゴムチューブのようにしなやかなものだ。一方、細い血管は、薄いビニールのような壁で血液を包み込んでいる。

血管は老化によって徐々に傷ついていく。そして、**太い血管の壁に傷がつくと体はそれを修復するが、その分、壁は厚くなり、血管はせまく、硬くなる。**

これが動脈硬化で、血管は硬くてひび割れた古いゴム管のようになっている。血管の弾力性がなくなれば、環境の変化やストレスなどで血流の勢いが増すと血圧が上昇し、脳卒中や心臓病が起こりやすくなる。

「血」が固まりやすく、心臓の機能不全も

「すでに循環器系の持病がある」という人でも、適切な治療や自己管理で健康余命を延ばすことは可能だ。

問題は、血管が老化しているうえにフレイルが進行してしまった人。

フレイルになると循環器系の病気にかかりやすくなる原因としては、**身体活動量が減るためにより一層動脈硬化が進んだり、血液が固まりやすくなったり、心臓にも機能不全が起きたりするなどの悪影響が関係しているため**だといわれている。

健康診断が「異常なし」でも安心できない

日本では、死亡につながる大きな病気の早期発見や生活習慣病の予防のために、定期健康診断に力を入れている。

私たち研究チームは、そんな健康診断とあわせてフレイルについての調査を行うことが多い。個々人の心身機能をチェックできる貴重な機会だからだ。

健診項目には血圧や血液検査、尿検査、心電図検査と胸部レントゲン検査、胃や大腸のがん検診などが用意されていて、女性であれば婦人科系のがん検診が加わる。

40代、50代ともなれば要再検査の項目の1つや2つは出てくるし、高齢者であればなおさらだ。「異常なし」の結果が出ると、みんな一安心というわけだ。

だが、私に言わせれば安心するのはまだ早い。**健康診断はたしかに目安となるが、健康余命のチェックになっているとは言い切れない**からだ。

一時的に「いい血圧」が出てしまう

がん検診で発見できない小さながんがあるといった話もあるが、私が具体的に気になる点は2つある。

一つは、**「仮面高血圧」**のように〝本来の自分〟が健診では測定し切れないこと。医師の前に行くと緊張して血圧が上がることを「白衣高血圧」というが、最近はその逆があることもわかってきた。それが「仮面高血圧」だ。**病院で測ると正常でも、普段の生活では血圧が高い人が存在する。**

血圧は変動するものだ。運動中や緊張したり興奮したりしたとき、血圧は高くなるが、病院で健診を受ける頃には下がっているかもしれない。

最近とくに心配されているのは「睡眠時無呼吸症候群」の人たちで、眠っている間の血圧がずっと高い。自律神経障害、抑うつ、認知機能低下にも関係する深刻な状況で、目が覚めたときは朝型高血圧となっているが、しばらくすると血圧が下がり、健診時には正常範囲になってしまうこともある。

そうした課題があるなかで、**家庭で測る血圧（家庭血圧）のほうが健診や診察の際に測る血圧よりも、将来の脳卒中や心臓病の予測性が高く、当てになるという研究結果が出てきた。**

家庭血圧は朝（起床後1時間以内）と夜寝る前（就床時）に測るのがいいとされ、朝型高血圧の発見や降圧剤の効果判定に役立つし、「白衣高血圧」や「仮面高血圧」の心配もない。**毎日測定することで、日々の血圧変化のバロメーターともなる。**

このように、血圧という自分の意思でコントロールできないものですら、健診では「普段通りの自分」がわからない可能性がある。

また、「来週は健診だから、ちょっと禁酒しよう」というのは意図的にコンディションを整える行為であまりおすすめできない。「普段通りの自分の状態」をチェックしてこそ健診は役に立つし、隠れた不健康を発見できる。

「病気でない異常」は検知できない

私が健診で気になる点その2は、**「心身機能のチェック」の欠如**だ。

すでに述べたとおり、機能的に不健康となるフレイルの要素は、筋力、栄養、社会参加の有無だ。それに認知機能も関わってくる。ところが**高齢者の健診でも、筋力や骨密度、認知機能は測定されていない。**

一部自治体では超音波を用いてかかとの骨密度を測る取り組みが実施されてはいる。しかし、これでは十分とはいえない。だからといって、背骨、股関節、大腿骨と、全身の骨密度をレントゲンで測定するのは、費用面でもなかなか難しい。

認知機能検査については、75歳以上の高齢者の運転免許更新の際に必須であるのに、健康状態を評価する健診では行われていない。


2020年度から、75歳以上を対象とする後期高齢者健診において、フレイルを評価する質問票が加えられたことは一歩前進だ。この質問票は15項目からなるもので、運動機能、口腔機能、認知機能、社会参加に関する衰えを含めて、高齢者の健康状態を多面的に評価しようとするものだ。

先進的な取り組みとして、東京都江戸川区のように、フレイルの質問票に加えて「握力測定」を高齢者健診に取り入れるところも出てきた。握力測定は、筋力のレベルを簡単にチェックでき、また計測値に基づいて客観的な評価ができるので、今後多くの自治体で取り入れてほしい。


いずれにせよ、**今の健診は不健康の2つの要素のうち「病気の発見」に偏っており、それも十分なものではない**。そして心身機能のチェックはほとんどなされていないのだから、「健診で異常なし」だからといって、安心はできないのだ。

一見元気だし健診で異常なしという人も、体の中では確実に経年変化は起きている。

そこで、歳をとると体はどう変わっていくかという「老化の実態」を、ポイントを絞って押さえておこう。

経年で「体」はこう変わる

内臓脂肪から「炎症物質」が分泌される

日本の40歳から74歳が受ける特定健診は、いわゆるメタボ健診で、メタボという名前を広く国民に知らしめ、特定保健指導と組み合わせることで未然に病気を食い止め、医療費を抑えようという国による腰を据えた取り組みだ。

メタボリックシンドロームは「内臓脂肪症候群」といい、内臓の中でもとくにお腹まわりの臓器につく脂肪を指す。肥満は不健康の誘因となるが、皮下脂肪より内臓脂肪が危険なのは、**「炎症性サイトカイン」**と呼ばれる炎症物質が多く分泌されるためだ。

サイトカインは、様々な細胞に作用して炎症を引き起こす働きがあり、動脈硬化や糖尿病といった疾病の原因の一つでもある。

5か年計画でスタートしたメタボ健診は、2018年度に第3期の11年目に入った。

メタボと判定された人は改善するための保健指導を受けることになっており、指導の効果として「高血圧、糖尿病などが抑えられた」という成果も出ている。

メタボには「気をつけるべき時期」がある

問題は、**壮年期と高齢期の健康は注意すべきポイントが違う**ということだ。

たとえば、「はじめに」でメタボは日本人高齢者の健康余命に影響しないと述べたとおり、高齢者は肥満やメタボをとりたてて心配しなくてもいい。だが、若い人や壮年期の人が「メタボは気にしなくて大丈夫」とするのは間違いだ。

「日本人の肥満は世界基準から比べればたいしたことがない」というのは事実だし、BMIが30以上の人は日本に3・6%しかいないのに比べて、アメリカは35%と、約10倍の差がある。

それでもこのまま脂肪過剰、摂取エネルギー過剰の食生活にシフトしていけばメタボになり、脳卒中や心臓病リスクは高まるだろう。また、やせているのにサイトカインを含んだ内臓脂肪がついている「隠れ肥満」の人も多い。

さらに、**日本人は食塩の摂取量や飲酒量が多いため、アメリカ人よりも高血圧になりやすく、脳卒中を発症しやすい。**壮年期のメタボは、高血圧・脳卒中を助長する。

このように壮年期はメタボに注意することが大切だが、老年期に入り、機能的な健康が衰えはじめたら、メタボよりも気をつけなくてはいけないことがある。それこそが老年症候群に関係する**「心身機能の低下」**だ。

0章で、「人がフレイルになる大きな要因は、①生活習慣病　②老年症候群」と述べたが、年齢によってこの2つの比重が変化する。

壮年期はメタボ健診に代表される生活習慣病に注意し、高齢期に入ったら老年症候群の進行防止に重点を置く。これが世代ごとにふさわしい健康指針といえる。

3か月筋トレしてつく筋肉は「170g」

「高齢になったら、フレイルを予防するために筋力の低下に注意しましょう」

講演などで私がよくこの話をするのは、筋肉量が減り、筋力が衰えるのは老化のバロメーターという面があるからだ。

しかし、**筋肉トレーニングを行ったときはそれに見合った栄養を摂らないと逆効果になりかねない**。

私たち研究チームの清野諭研究員らが中心となって、65〜80歳の男女80名を対象に、週2回、一回につき約1時間の筋トレを3か月間行ってもらう調査をした。スクワットや腹筋に加え、反発性のバンドやピラティスボールを使って、上半身、体幹、下半身を鍛えてもらった。

その結果、普段の食事に毎日、乳たんぱく強化ミルク200ccとビタミン・ミネラル入りサプリメントドリンクを125cc飲んでもらった人では、筋肉量は平均170グラム増加した。だが、そうしたミルクやサプリメントを飲まず、**普段の食事のままで筋トレを行った人では、3か月間で平均460グラムも筋肉量が減ってしまった**のだ。

運動しない高齢者の場合、筋肉量は年に体重の1％程度、自然に減るといわれている。体重60キロの場合だと3か月間で約150グラム減る計算だ。

つまり、筋肉の減少を防ぐために筋トレは必要だが、**その際はたんぱく質とビタミン、ミネラルをしっかりと摂ることが重要**なのだ。サプリメントや栄養補助食品を使わなくても、普段の食事で多様な食材を食べていれば十分に摂ることが可能である。

ただし、先の結果からわかるように、**65歳以上の人が栄養に気をつけつつ3か月筋トレを続けても、200グラム程度しか筋肉は増えない**。

一気に問題解決とはならない。いかに継続できるかが大切だということだ。

筋肉が「分解」されやすくなる

筋肉がつくには、そもそも「条件」がある。

運動生理学では、**「運動後45分以内にたんぱく質から効率的に筋肉が作られる」**といわれている。運動によって筋肉をいったん分解して再構築することで筋肉は大きくなる。アスリートでないかぎり、45分という時間にあまりに厳密にこだわる必要はないが、再生時の栄養補給は不可欠なのだ。

逆にいえば、栄養不足のまま運動だけしていると、筋肉の分解ばかりが進んで筋肉量は減少に転じてしまう。

年齢を問わず、**筋肉はつけるよりも減らすほうが簡単だが、高齢者ではその傾向が強くなる**。ちょっとした運動で簡単に筋肉が分解してしまい、再構築されにくくなるのだ。

「歳をとっても筋トレすれば大丈夫」とは言っていられない厳しい現実も知っておいたほうがいい。ジムでがんばればがんばるほど、あなたの筋肉は減っているかもしれない。

体から「水分」がなくなる

筋肉はたんぱく質のかたまりではなく、約75％は水分だ。

つまり**筋肉は水の貯蔵庫**。それゆえ筋肉が減ると、体から水分もなくなってしまう。

筋肉減少は、体重が減り、熱中症、脱水症にかかりやすくなる。冷えにもつながり、いいことは一つもない。

毎年、夏になると「高齢者は熱中症に注意してください」という話が出る。年齢とともに暑さや喉の渇きを感じにくくなるといった原因もあるが、**筋肉が少ない人ほど熱中症や脱水症状のリスクは高い**と考えられ、注意が必要だ。

「破骨細胞」が活発になる

高齢になると再構築されにくくなるのは筋肉だけではない。

筋力が衰えて転倒すると骨折し、要介護の引き金になりかねないが、**高齢期になると「骨の治癒」にも時間がかかる。**

骨折によって起きた炎症を、新たに産生される骨芽細胞で修復していくのが大まかな骨の治癒プロセスだが、**骨密度が低いと弱い骨のままで修復されて、骨折しやすくなってしまう**のだ。

そもそも骨は日々作り変えられる。血液中の破骨細胞が古い骨を壊し、不要なカルシウムを血液中に溶け出させる。そして骨芽細胞がコラーゲンを作り、たんぱく質を使って血中のカルシウムをそこに吸着し、新しい骨を作る。

このサイクルで、健康な骨ができている。

ところが**加齢とともに、破骨細胞の働きのほうが強くなってしまう**。作るより壊すほうが優位になれば、骨量は自ずと減っていく。

とくに女性は要注意だ。

女性はもともと男性より骨密度が低いうえに、出産した場合はさらに低くなる。また、女性ホルモンであるエストロゲンは破骨細胞の働きを抑えて必要以上にカルシウムが溶け出ないように守っているが、閉経するとエストロゲンの分泌が激減するので、急激に骨量が減ってしまう。

これが悪化すると、骨がスカスカな**「骨粗しょう症」**となる。骨粗しょう症は男性よりも女性に圧倒的に多く、女性が要介護になる大きな原因は骨折だ。


成長ホルモンの関係などから、骨密度は20歳代前半までにほぼ決まるといわれている。だから若い女性のダイエットは本当のところ望ましくない。逆に、若いうちにしっかりと栄養を摂り、運動刺激で鍛えておけば、骨密度も高くなる。

日光に当たらないと「骨密度」が減る

壮年期以降に骨密度を上げるのはなかなか難しいが、せめて「下げない」という意識は持ちたい。

骨は壊れては再構築するというプロセスを繰り返す組織で、材料として必要なのは**「カルシウム」**。そしてカルシウムを吸収するためには**「ビタミンD」**が必要だ。

カルシウムが乳製品に含まれていることはよく知られており、ビタミンDは魚、キノコなどの食品に含まれている。

さらに、**「日光」を浴びることでも、体内でビタミンDが作られる。**ところが、日本の女性は美容の観点から紫外線の害をあまりに意識しすぎて、極端に日光を避ける傾向がある。

紫外線は皮膚がんの原因となったり活性酸素を増やしたりというデメリットがあるのはたしかだが、まったくシャットアウトするのはおすすめできない。シミやシワを防ぐためか、冬でも日傘を差して手袋をしている女性を目にするが、それではビタミンD濃度が低くなってしまう。

私たち研究チームの調査でも、**「美白効果がある化粧品をずっと使っている高齢者は、そうでない人に比べて血中のビタミンDが少ない」**という結果が出ている。

美しくありたいという女性の願いは理解できるが、**一日のうちにせめて20分程度は日光に当たる**ようにしてほしい。

いろいろな「ホルモン」が出にくい体になる

歳を重ねると若い頃のように筋肉がつかなくなったり、骨密度が落ちて骨折が治りにくくなったりする。

これには、エストロゲンで見たように**「ホルモン分泌量の低下」**も密に関係している。

見た目が若々しく元気な人であっても、体の中を調べてみれば、成長ホルモンや性ホルモンは確実に減っている。

たとえば若返りホルモンといわれる副腎皮質ホルモン「DHEA-S」。体の炎症を抑える働きがあり、骨や筋肉の再生に関わっている。また、免疫力を高め、糖尿病、動脈硬化、認知症を予防する作用もある。男性ホルモンのテストステロン、女性ホルモンのエストロゲンを作る材料にもなる。

そんな**DHEA-Sも、成長ホルモンや性ホルモンと同じく、年齢を重ねると減っていく**ことは認識しておいたほうがいい。

大豆に含まれるイソフラボンが女性ホルモンのエストロゲンと似た作用を持ち、実際に効果があることは知られているが、あくまでレアケースだ。**ほとんどのホルモンは、代替食品で補うことができない**。

「自分で男性ホルモン量を測って、下がったら注射で補充している」という男性ドクターもいるし、性的なアンチエイジングの研究も盛んだが、今のところ誰もが安心して利用できるホルモン補充法は見つかっていないのが実情だ。

体に必要不可欠なホルモンが、加齢とともに減少していくことは、残念ながら食い止められない。だからこそ、ホルモン以外の栄養摂取や筋力など、「改善可能な部分」を強くしていかなければ、体はひたすら弱っていくことになるだろう。

「視力低下」で認知機能が悪化する

感覚器官も老化とは切り離せない。

「老眼」が加齢による目のトラブルの第一弾であるならば、第二弾は「白内障」だ。

ただし、どちらのほうが怖いというわけではなく、**目のトラブルは総じてフレイルリスクを高める**ことは知ってほしい。

発症年齢が40歳くらいといわれる老眼は体力がある壮年期に始まり、眼鏡などで対処できるのであまり問題にはならないが、放っておくと視力低下はフレイルを加速させる可能性がある。**目が悪くなると普段の日常生活の動作に大なり小なり影響し、認知機能も下がりやすい**からだ。

目から入る情報量は非常に大きい。

「白内障の手術をして目がよく見えるようになったら、認知機能が改善した」という症例報告も近年増えていて、**白内障が強くなるほど、フレイルの程度が進んでいる**という研究も報告されている。

また、**「転倒リスク」が増える**ことも、高齢者の視力低下が怖い点だ。視力障害をともなうような目の病気にかかった高齢者の場合はより深刻で、緑内障や加齢黄斑変性症による視野欠損や視野の歪みにより、転倒リスクが上昇する。**転倒による骨折は、フレイルのリスクを直接的に高める。**

また、「よく見えないから」という警戒心がもとで歩幅がせまくなると、筋力と認知機能が衰えてフレイルがさらに進んでしまう。

視力の低下を放置すると、連鎖的にフレイルの弊害が起きて、健康余命が縮むと思っていいだろう。逆にいえば、定期的な検査や眼鏡などの補助、あるいは原因となる病気の治療など打つ手はあるので、放置しないことだ。

WHOは「難聴」を危険視——耳から入る情報は脳に重要

聴力も歳とともに衰えるもので、フレイルと関連がある。

よく聞こえないまま放っておくとうつ傾向になること、それに認知機能が低下すること

がわかっている。ＷＨＯによる認知症予防の12か条では、高血圧、高血糖、脂質異常、うつとともに難聴への対応（補聴器の使用など）が挙げられている。

耳が遠いとコミュニケーションに支障が出て話すのがおっくうになり、うつ傾向になる可能性がある。すると引きこもって社会的な孤立が進み、認知機能がさらに下がる。

こうして活動量が減るとどんどんフレイルが進み、体が弱ってほかの病気にもかかりやすくなるというわけだ。

騒音が絶えない作業現場で働く人は、大きな音で常に刺激を受けるために内耳の細胞が傷つき、中〜高音を聴きとる機能が低下する。これを「騒音性難聴」という。

ヘッドホンやイヤホンによる耳の酷使が聴力の老化とどう関係するかも研究されており、今の若者は聴力という面では今の高齢者とは違う老後——若い頃はイヤホンを耳に差し、高齢になると補聴器を差す——というスタイルになるかもしれない。

情報をキャッチする感覚器は筋トレで鍛えられるようなものではなくデリケートだから、精密機械のように大切に扱うほうがいい。

経年で「脳」はこう変わる

脳に溜まる「悪いたんぱく質」は睡眠中に除去される

ここまで、歳をとると私たちの体はどのように変化していくか、老化の実態のポイントを見てきた。

では、脳はどう変わるのだろう？　その鍵はまず**「睡眠」**にある。

人が「歳をとったな」と実感するポイントはいくつかあるが、なかでも睡眠は代表的なものだろう。

睡眠中は体の中で様々なホルモンが働く。成長ホルモンや性ホルモンの分泌量は加齢とともに減っていくがゼロにはならない。

また、脳のアミロイドβ《ベータ》（アルツハイマー患者の脳に見られる老人斑の主成分たんぱく

郵　便　は　が　き

料金受取人払郵便

新宿北局承認

8635

差出有効期間
2022年7月
31日まで
切手を貼らずに
お出しください。

169-8790

154

東京都新宿区
高田馬場2-16-11
高田馬場216ビル5F

サンマーク出版愛読者係行

ご住所	〒　　都道府県	
フリガナ		☎
お名前		(　　)
電子メールアドレス		

ご記入されたご住所、お名前、メールアドレスなどは企画の参考、企画用アンケートの依頼、および商品情報の案内の目的にのみ使用するもので、他の目的では使用いたしません。
尚、下記をご希望の方には無料で郵送いたしますので、□欄に✓印を記入し投函して下さい。
□サンマーク出版発行図書目録

1 お買い求めいただいた本の名。

2 本書をお読みになった感想。

3 お買い求めになった書店名。

市・区・郡　　町・村　　書店

4 本書をお買い求めになった動機は?

・書店で見て　・人にすすめられて
・新聞広告を見て(朝日・読売・毎日・日経・その他=　)
・雑誌広告を見て(掲載誌=　)
・その他(　)

ご購読ありがとうございます。今後の出版物の参考とさせていただきますので、上記のアンケートにお答えください。**抽選で毎月10名の方に図書カード(1000円分)をお送りします。**なお、ご記入いただいた個人情報以外のデータは編集資料の他、広告に使用させていただく場合がございます。

5 下記、ご記入お願いします。

ご職業	1 会社員(業種　)2 自営業(業種　) 3 公務員(職種　)4 学生(中・高・高専・大・専門・院) 5 主婦　6 その他(　)		
性別	男・女	年齢	歳

ホームページ http://www.sunmark.co.jp　ご協力ありがとうございました。

質）を代謝して掃除する働きは、眠っている間に活発になるとされている。

「長く眠る人」の死亡率は高い

国民健康・栄養調査によると、20～30代男女の一日の平均睡眠時間で一番多いのが6時間以上7時間未満。次いで多いのが、5時間以上6時間未満となる。

高齢になると、「一日の平均睡眠時間は7時間以上8時間未満」と答える人が多くなっている。

「高齢になると眠れないのがつらいというけれど、案外ちゃんと眠れている」と思うかもしれないが、**じつは睡眠時間が長い高齢者は、すでにフレイルになっている可能性がある。**

体が虚弱になっていて体力がないので、起きていられないのだ。

「睡眠時間が長い人のほうが死亡率が高い」というデータもある。

中国の研究では、睡眠時間が10時間以上の人は、そうでない人に比べて男性で約2倍、女性で約3倍、死亡リスクが高いと報告されている。東北大学が行っている宮城県大崎市での研究においても、10時間以上眠る人は、7時間睡眠の人に比べて約1・6倍死亡率が高い。

また、60歳以上の日本人を対象にした研究では、睡眠時間が5時間以上7時間未満のグループに比べて、5時間未満と10時間以上の両グループでは、認知症になるリスクが2〜3倍高いという結果も出ている。

少なすぎてもダメ、多すぎてもダメのU字型の関係性である。


年齢を重ねたら、よく眠れないのは自然なことだし、睡眠には個人差が大きい。ひんぱんに夢を見たり、寝言や不意の手足の動きなどの「睡眠時随伴症」のために眠りが妨げられることも増える。だから**「若い頃のように眠れなくなるのは自然なこと」**と受け入れたほうが精神衛生的にもいいだろう。

睡眠時間より大切なのは「起きたときの気分」で、心身の疲労が取れたと感じられたらそれでいい。夜に眠り切る必要もなく、30分程度の昼寝の習慣を取り入れてもいい。

睡眠の質を高めるためには、次のような過ごし方がおすすめだ。


適度な運動／食事時間の固定／日中の活動性を高める／昼寝しすぎない／カフェイン摂取を控える／タバコを吸わない／飲酒しない／起床時刻を一定にする／昼間は外に出て日光を浴びるか、日差しの入る窓際で過ごす／夜はしっかり暗くして眠る／寝る前にテレビ・パソコン・スマホを見ない

脳の状態が「歩幅」に出る

睡眠の変化が眠っているときの現象であるように、体の健康に比べると、脳の健康はなかなか自覚しにくい。

脳の健康状態を知る目安として、よく眠れるかどうかのほかには「最近、固有名詞が出てこない」「物忘れが多くなった」というくらいで、客観的な指標に乏しく、検査もしにくい。

ところが私たち研究チームは、もっとシンプルに**「歩幅」と認知機能の関係性**を発見した。

谷口優氏による、「歩調」（歩くリズム）と「歩幅」についての研究調査がある。解析を進めると、認知機能の低下という観点で、意外な関係が見えてきたのだ。

調査では、歩調については「遅い・普通・速い」、歩幅については「せまい・普通・広い」の3段階で評価した。

歩調は年齢とともに少し遅くなっていくが、その人が生来持っているリズムのようなものなので、生涯大きく変わることなく、それについての文献もある。そして、歩調が遅くても速くても、認知機能の低下とは関係が見られなかった。

ところが**歩幅がせまい高齢者は、歩幅が広い人のおよそ3・4倍も認知機能の低下が見られた**。また、**死亡リスクも歩幅がせまい人のほうが高い**という結果も出た。

被験者の若い頃の歩幅は調査していないが、私たちは**「老化が進んでくると歩幅がせまくなる」**と分析している。

歩行とは足腰だけの動きではなく、脳の運動野やそこから走る神経線維の束である白質の働きによって調整されている。つまり、**歩くとは足腰の動きのようでいて、脳の機能でもある**のだ。

高齢者の脳は、知らないうちに小さな脳梗塞を起こしたり、萎縮したりしていることがある。脳にトラブルが起きると、人間は真っ先に歩くバランスが悪くなる。歩幅がまちまちになったり、角度がずれてきたり、コントロールが利かなくなってくるのだ。

やがて歩行が不安定になってくると、脳は歩幅をせばめてなんとか調整しようとする。こうして歩幅はせまくなる。

つまり、歩幅がせまいのは脳に器質的な変化——認知機能の低下とも共通する——が起きているあらわれである、というのが私たちの見解だ。

様々な衰えがミックスして「認知症」に

フレイルから認知症になりやすいことも報告されている。

私たちの追跡調査では、**フレイルの人はフレイルでない人に比べて、認知症で要介護になる率が約4倍も高かった。**

フレイルが認知症を直接引き起こすとは断定できないが、視覚や聴覚、体力の衰えを加速させるなど、様々な衰えがミックスされて認知症へとつながることは想像に難くない。

とくに脳血管が詰まったり傷ついたりすることで脳神経細胞が機能しなくなる**「血管性認知症」**になりやすいとされている。

人によっては「運動野」から先に衰える

「認知機能障害」とは認知症の一歩手前で、認知機能は低下しているが、なんとか自立できているレベルを指す。フレイルの人はこの状態が多く、まだ食い止める方法はある。

認知機能低下とフレイルを結びつける鍵は、**認知機能障害と運動機能が実際の体の動き**

を介してだけでなく、脳の中でも関係している点にある。

「多少、足腰が弱くなっても、最後まで頭はしっかりしていたい」という人がいるが、**脳は「頭（認知機能）」と「体（運動機能）」、両方の司令塔**である。

海馬や側頭葉は記憶力、前頭葉は判断力、そして運動機能は運動野が司《つかさど》っているというように、分担が違うだけですべては「脳」の営みだ。

「脳がだんだん老化してきた」というとき、衰えるスピードや脳のどの部分から先に衰えるかという順番は、人によって違う。 判断力から先に衰える人もいれば、記憶力から弱くなる人もいる。頭はしっかりしていても、運動野から衰える人もいる。

したがって、「あまり運動をしないと体が衰える」「頭を使わないと記憶力が悪くなる」といわれているが、運動だろうと頭を使うことだろうと、脳が衰えることには変わらないわけで、その結果が頭から出るか体から出るかだけの違いだ。

つまり大切なのは、「頭か体か」ではなく、「脳全体」を衰えさせないこと。

そういう意味でも、フレイルを予防して体を衰えさせないことは脳全体の老化を防ぐ方法ともなる。

自分の力で「老化年齢」を変えるには？

脳が老化し、心身の老化による衰えが進めば、身体能力、それに生活機能が下がっていくのは自然なことだ。

フレイルとは、「健康から要介護に移行する中間地点。加齢によって心身が衰える状態」であり、誰もが歳をとる以上、フレイルは避けられない。

大切なのは、自助努力によって**フレイルに足を踏み入れる年齢をできるだけ引き延ばすこと**。体だけではなく、家事をしたり、趣味を楽しんだり、知的活動や社会との関わりによって衰えを最小限に留めたい。

それが要介護にならず、健康余命を延ばす方法でもある。

では、あなたは「フレイル」なのか？

自分のフレイル度を測定する「15の質問」

フレイルの定義は世界で200種類以上もあるが、大まかにいうと「身体の縮み、疲れやすさ、活動の少なさ、動作の緩慢さ、力の弱々しさ」の5つが一般的なフレイルの要素だ。

ただし、人生100年時代を迎え、ホットな研究テーマであるだけに、フレイルには多様な意見があり、日々変化している。

私たちも当初は、この5つの要素を定義したフリード博士たちと同様に「1、2点だとフレイル予備群で、3点だとフレイル」という判断基準を用いていた。だが、フレイルという言葉が知られるようになり、独り歩きするようになると、誤解が生じるようになった。

「とにかく3点を超えないようにしよう」

「握力をつけて、歩くスピードを上げよう。そうすればフレイルではなくなる」

こんな調子だ。

だが、**フレイルとは体全体が弱り、機能的な健康が失われていくことで、握力や歩くスピードはあくまで「目安」に過ぎない。絶対的な基準ではなく、病名でもない。体と心の衰え具合を判断するためのもの**なのだ。

また、さらに分析を進めると、「2点まではフレイルでなく、3点を超えたらフレイル」というわけではないこともわかった。なだらかに衰えていく、それがフレイルの本質なのだ。

それを踏まえて私たちの研究チームがフレイル度のチェックリストとして用いているのが、次の「15の質問」だ。

「はい、いいえ」で答えて合計点数を数えてみてほしい。

【身体機能】

①この1年間に「転んだこと」がありますか？　「はい」で1点

②「1キロくらいの距離」を不自由なく続けて歩くことができますか？　「いいえ」で1点

③「目」は普通に見えますか？（＊眼鏡を使った状態でもよい）　「いいえ」で1点

④「家の中」でよくつまずいたり、滑ったりしますか？　「はい」で1点
⑤転ぶことが怖くて「外出」を控えることがありますか？　「はい」で1点
⑥この1年間に「入院」したことはありますか？　「はい」で1点

【栄養】
⑦最近、「食欲」はありますか？　「いいえ」で1点
⑧現在、たいていの物は「噛んで」食べられますか？（＊入れ歯を使ってもよい）　「いいえ」で1点
⑨この6か月間に「3キロ以上」の体重の減少がありましたか？　「はい」で1点
⑩この6か月間に、以前に比べて「体の筋肉」や「脂肪」が落ちてきたと思いますか？　「はい」で1点

【社会参加】
⑪一日中家の外には出ず、「家の中」で過ごすことが多いですか？　「はい」で1点
⑫ふだん2、3日に一回程度は「外出」しますか？（＊庭先のみやゴミ出し程度の外出は含まない）　「いいえ」で1点
⑬家の中あるいは家の外で、趣味、楽しみ、好きでやっていることがありますか？　「いい

年齢に応じたフレイルチェック表

男性用

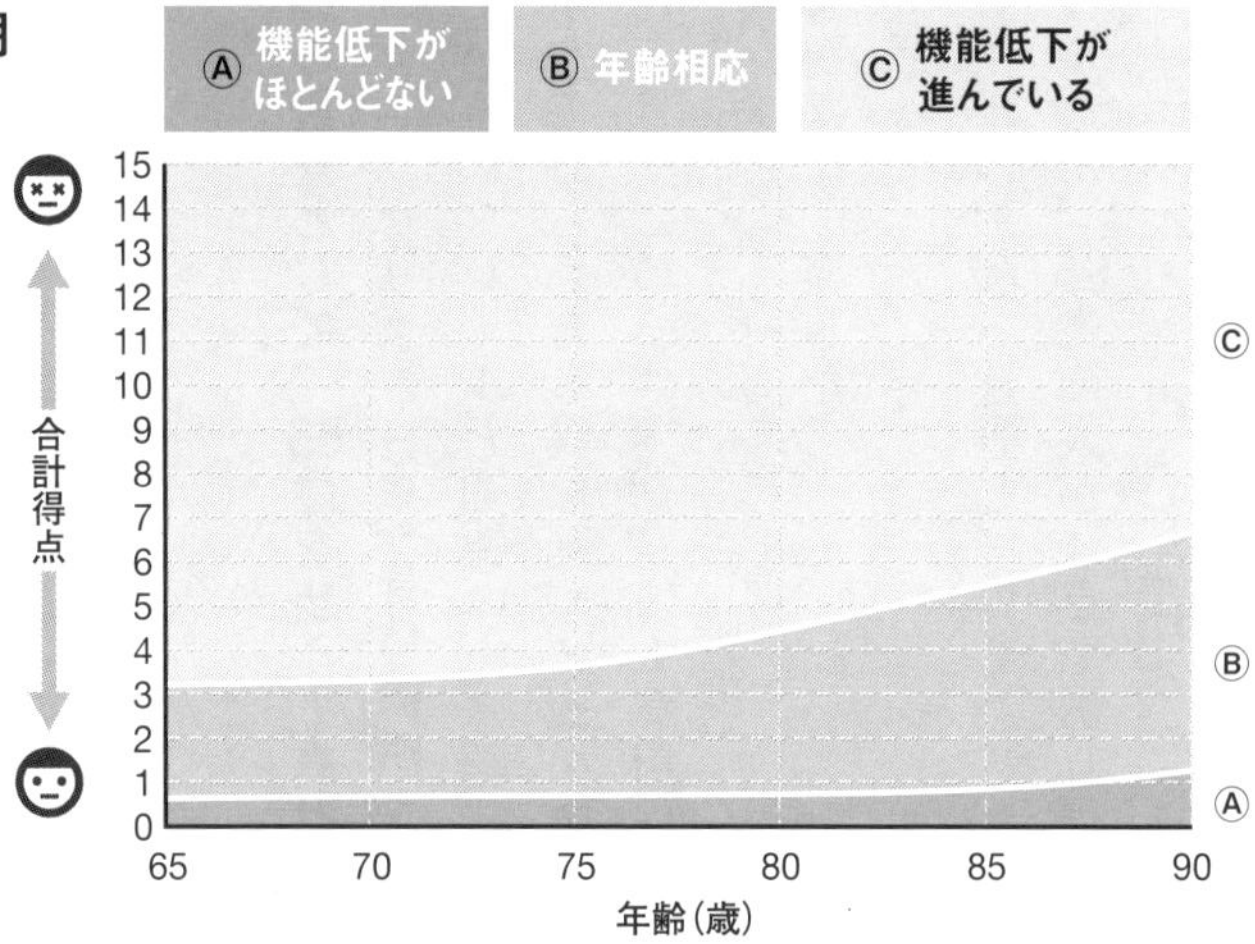

女性用

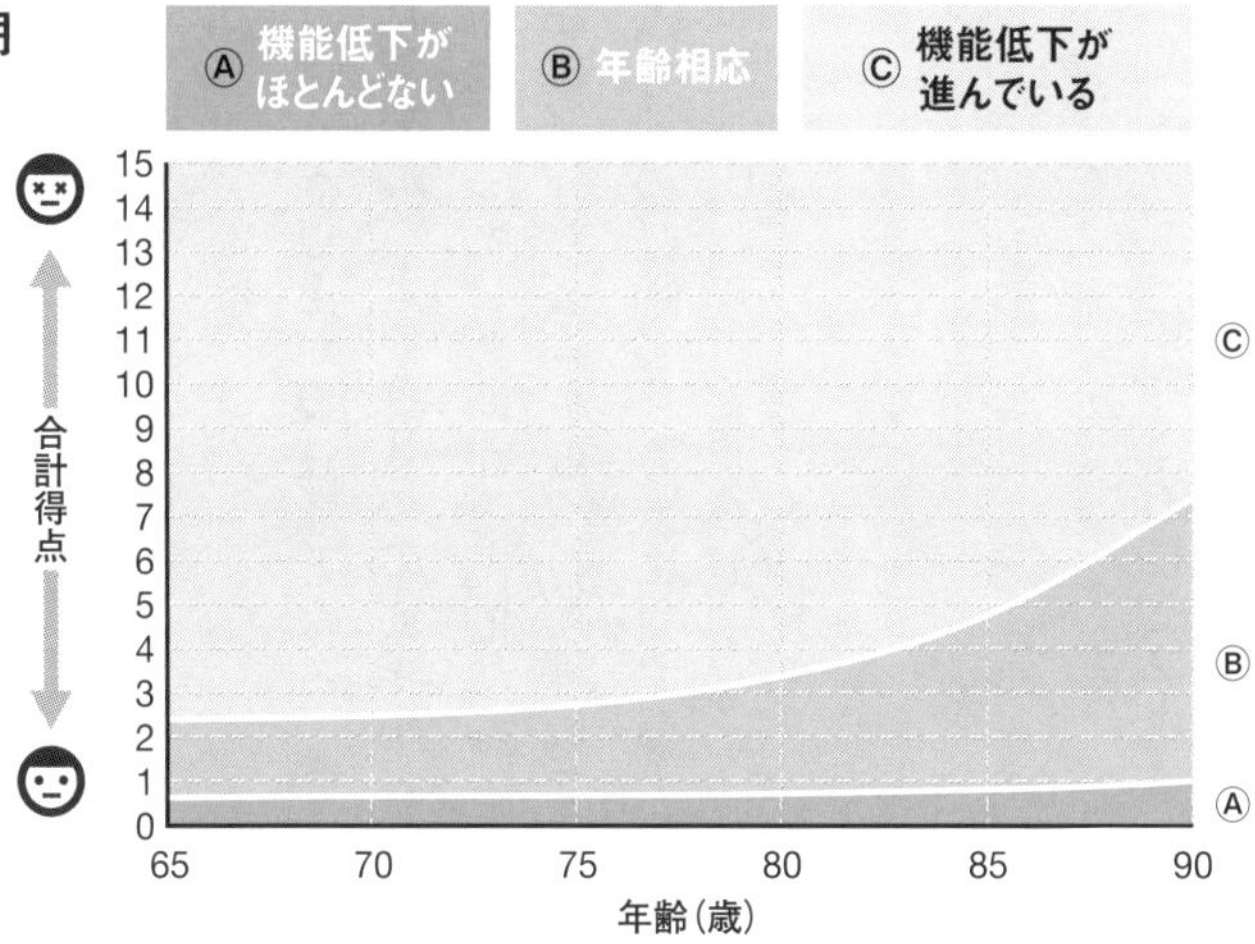

出典：東京都健康長寿医療センター研究所

え」で1点

⑭親しくお話しできる近所の人はいますか？　「いいえ」で1点

⑮近所の人以外で、親しく行き来するような友達、別居家族または親戚はいますか？

「いいえ」で1点

一つの目安として、65歳を超えて高齢期であれば4点以上が要注意となる。

このチェックリストは、**「身体機能・栄養・社会参加」**という3つの要素からフレイルを見ている。フレイルと関連のある認知機能低下については診断が専門的になるうえ、個人によってとらえ方も異なり、3つの要素と重なる部分もあるから、切り離している。

私たちは、このチェックリストを用いて、全国各地の高齢者2万人に対する大規模調査を行い、年齢に応じた機能評価ができる「年齢に応じたフレイルチェック表」（前ページ）を新たに開発した。

フレイルは加齢と連動しているため、たとえば65歳の人が4点というのはいささか心配なレベルだが、85歳の人が4点であれば、それは歳相応のレベルである。

フレイルか否かと白黒をつけるのではなく、あくまで「年齢に応じたフレイルの度合い」としてチェックリストを活用してほしい。

現役世代は高齢世代と「スコア」が変わらない

この「15の質問」は、先に紹介した新開省二先生が開発したもので、「介護予防チェックリスト」と名づけられている。名前に「介護」とつくように、もともと65歳以上の高齢者向けに作られたものだ。

まだその年齢に達していない読者の中には「高齢者用の質問に答えても意味がない」と思う人がいるかもしれない。

ところが私たちの調査では、意外な事実が見えてきた。

神奈川県横浜市のある地域に住む55～64歳の男女約2600名を対象に「15の質問」に答えてもらったところ、**高齢者と同じくらいの割合で、フレイルが疑われる人が存在していた**のである。

4点以上のフレイルが疑われる人の割合は、55～64歳の男性で約20％、女性で約13％。同じ地域の65～84歳でフレイルが疑われる人の割合は男性で約23％、女性で約18％。それほど大差がないことが明らかとなったのだ。

なぜ、55～64歳でもフレイルが疑われる人が多かったのだろう？

質問項目別に見ると、男女ともに共通項があった。

⑬家の中あるいは家の外で、趣味、楽しみ、好きでやっていることがありますか？
⑭親しくお話しできる近所の人はいますか？
⑮近所の人以外で、親しく行き来するような友達、別居家族または親戚はいますか？

この3つの質問に「いいえ」と答えた人が、いずれも高齢者よりも多かったのだ。

とくに、**「親しくお話しできる近所の人はいますか？」に「いいえ」と答えた人が男性で約69％、女性で約41％**と最も多かった。

年齢にふさわしい「アベレージ」を意識する

「55～64歳はまだ現役だ。仕事でも家庭でも何かといそがしい年代だから当然だ」という見方もできるが、本当にそうだろうか。

仕事や家庭でいそがしいのは、むしろもっと若い30代、40代だ。今の55～64歳の人たちは、そうした若い頃からのライフスタイルを引きずった結果として、地域とのつながりを持っていない人が多いのかもしれない。

また、都市的な地域では人間関係が希薄だろう。こうした世代が高齢者になったときに、社会的な孤立に陥らないか心配だ。

また、55～64歳を対象とした同じ調査では、

⑩この6か月間に、以前に比べて「体の筋肉」や「脂肪」が落ちてきたと思いますか？

という質問に「はい」と答えた人も男性で約25％、女性で約22％と比較的多かった。この中にはダイエットで脂肪を減らした人も含まれるかもしれないが、筋肉量が落ちてきていて筋力も次第に衰えている徴候が読み取れる。

以上から、このチェックリストは高齢者のみでなく、壮年層にも十分使えることがわかる。

もちろん、「フレイル危険度の年齢による違いはゼロだ」と言うつもりは毛頭ない。20歳の若者と40歳の人が徒競走をすれば若い人のほうが速いのは当然で、20歳より遅いから40歳の人が衰えていると考えるのはナンセンスだ。

40歳の同級生同士で走ったとき、速いかどうかが大切なのであって、マラソンやトライアスロンにシニア部門があるように、**フレイルも年齢ごとの評価がふさわしい**というのが基本である。

自分の年齢の平均的な人は、どの程度衰えているのか？

自分は、同年代の中のどのくらいのポジションにいるのか？

それを知って、年齢に応じた健康を保てば、健康余命の延長につながる。個人でも注意すると同時に、私としては各自治体でも健診などの現場でどのように活用すべきか検討してほしいと願っている。

体の弱りが「病気」につながる

1章では、元気な高齢者が増えているといっても老化は避けられないこと、実際に体と脳には、加齢とともにどのような変化が起きるかを見てきた。

繰り返し述べているとおり、不老不死でない以上、衰えは避けられない。

「いや、自分が加齢で衰えるのはずっと先だ」

「衰えが避けられないなら自然に任せたほうがいい」

そのように思う人もいるかもしれないが、**フレイルの厄介な点は、心身機能が衰えるだけで終わらない**ところだ。

世界の最新研究でも私たちの研究でも、**フレイルになると病気にもかかりやすくなる**ことがはっきりしている。

すなわち、比較的若いうちからフレイル予備群になった人は、早々に病気にかかって、機能的な不健康と病気という「不健康2点セット」が揃ってしまう。**要介護状態で人生の後半を生きなくてはならない危険がある**のだ。

だからこそ、フレイルに病気が加わって要介護への坂道を転げ落ちないように、しっかりとしたフレイル対策が重要となる。

2章

これが、「危険な虚弱状態」をつくる

特定された原因と、ひとすじの光明

悪いサイクル——筋力が落ち、食が細り、外に出ない

生活習慣病と老年症候群がフレイルの二大原因であることは説明したが、このフレイルを加速させる要因が、

①**筋力の低下（身体活動量の減少）**
②**低栄養**
③**社会的孤立**

である。

1章で紹介したフレイル度チェックの15の質問は、「身体機能（体力・筋力）」「栄養」「社会参加」の3つに的をしぼっている。

フレイルには**「フレイル・サイクル」**という悪循環があるとされる。「ニワトリと卵のような関係」で、「筋力の低下・低栄養・社会的孤立」の3要因はつながっていることが読み取れる。

たとえば、筋肉が減ると身体活動量が減り、その影響で歩幅がせまくなり、歩行速度が下がり、転倒しやすくなる。

フレイルの悪循環

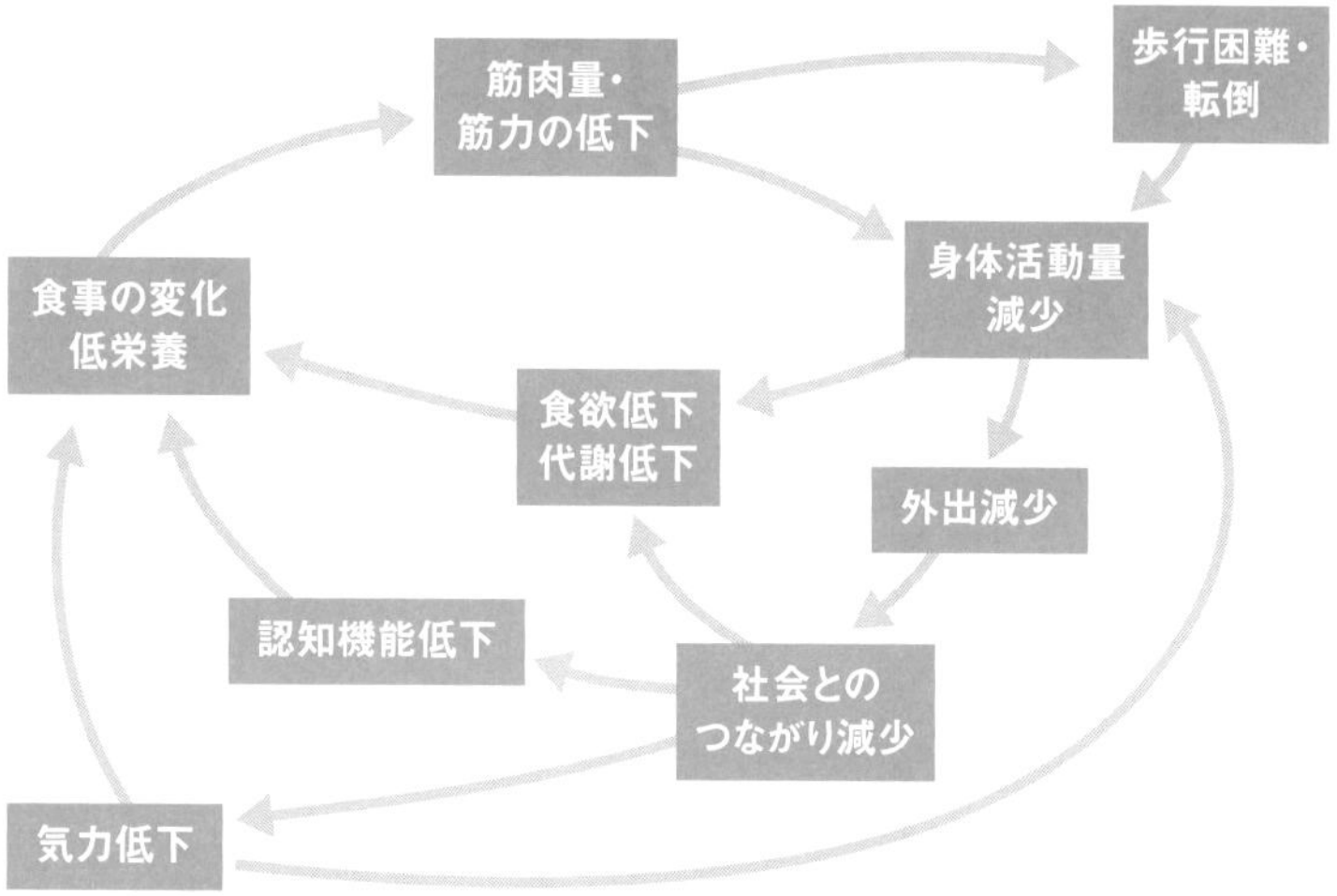

動かないと食欲もなくなり、基礎代謝が落ちる。すると、食事の品数も量も減少し、低栄養に。低栄養になると筋肉の合成がうまくできず、ますます筋肉・筋力が衰え、骨も弱っていく。

歩くのが不安になると外出しなくなり、社会参加や活動量が減る。知的好奇心も失われ、認知機能も落ちるだろう。

さらに気持ちが塞ぎ込んでくると「体を動かそう」という気持ちにはならないので一日をぼんやり過ごすようになり、筋力はさらに衰える。

こうした筋力低下・低栄養・活動量低下が互いに強め合ってフレイルが進む悪循環が「フレイル・サイクル」だ。

また、動脈硬化や骨粗しょう症、性ホル

モンの低下、インスリン感受性の低下といったこともこのサイクルに合流して、人をどんどん弱らせる。

こうしてぐるぐると「フレイル・サイクル」を繰り返すうちに、やがて自立喪失となってしまう。

それでは、そんな泥沼のようなフレイルを引き起こす3つの要因をそれぞれ見ていこう。

要因①
筋力の低下

「BMI」ではわからないことが多々ある

筋肉の減少、筋力の低下がフレイルを引き起こす要因である以上、注意すべきは「体重が重いか、軽いか」ではない。大切なのは**「筋肉量」**だ。

「人生100年時代には健康自衛が必要だ」と述べたが、災害の多発が心配されるこれからの時代は、被災したときに自力で逃げられる筋力を蓄えておくことも大切になってくる。

「これからはBMIではなくSMIの時代だ」

高齢者の健康を考える人たちの中では、これが常識となりつつある。

「BMI（Body Mass Index）」は、標準体重を知る指標で、計測しやすい身長と体重から割り出せるとあって広く普及している。

だが、「同じ体重」であっても、人によってその中身は違う。筋肉質の健康な人が、筋肉がなくてポヨポヨと太っている人より体重としては重かったりする。内臓や骨の重量も考慮されない。

そこで、体重から体脂肪と骨と内臓を除いて、骨格筋とその周囲組織だけで計算する骨格筋量指数**「SMI：Skeletal Muscle Mass Index」**という指標が考案された。厚生労働省の国民健康・栄養調査では、すでにSMIを用いた指標を出している。

筋肉こそ、健康長寿の鍵を握っているという認識がなされたためだろう。

年齢を重ねたら自衛のために、「骨格筋量」を自分でもチェックする習慣をぜひつけてほしい。筋肉量が推定できる家庭用の体組成計も出てきた。

ジムや病院などに設置されている体組成計は、家庭用より精度が高いので、機会があれば利用するのもいいだろう。

全身の筋力は「握力数値」に表れる

手軽な筋力チェックとして**「握力測定」**もおすすめだ。

様々な研究で、握力は全身の筋力と関係していることがわかっている。また、厚生労働省研究班によると、**握力の低下と死亡リスクは関連している**ので、定期的にチェックする価値は大いにある。

日本を含む世界14の地域住民を対象とした研究をまとめた結果、**握力が1キロ強いと死亡リスクが2〜3%低くなる**ことが示された。別の17か国の研究では、握力5キロの低下分が死亡リスクの10%増加に相当すること、握力は血圧値よりも循環器疾患などによる死亡の予測力が大きいことも報告されている。

つまり、握力に代表される全身の筋力は死亡リスクの目安となるということだ。

時間をかけずに安全に測定できるため、私は高齢者の健康診断に握力測定を採り入れることを推奨している。

握力はもともと個人差が大きいため、いくつ以上なら正常というものでもない。重要なのは、**個人としてその経過を見ていくこと**。そして、弱ってきた時点をフレイル発症の注

原因」と「結果」の法則

ジェームズ・アレン 著／坂本 貢一 訳

アール・ナイチンゲール、デール・カーネギーほか「現代成功哲学の祖たち」がもっとも影響を受けた伝説のバイブル。聖書に次いで一世紀以上ものあいだ、多くの人に読まれつづけている驚異的な超ロング・ベストセラー、初の完訳！

定価＝本体 1200 円＋税
978-4-7631-9509-8

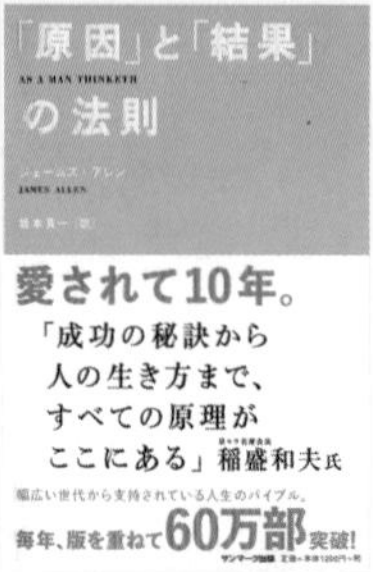
「原因」と「結果」の法則
AS A MAN THINKETH
JAMES ALLEN
愛されて10年。
「成功の秘訣から
人の生き方まで、
すべての原理が
ここにある」稲盛和夫氏
毎年、版を重ねて60万部突破!

生き方

稲盛和夫 著

大きな夢をかなえ、たしかな人生を歩むために一番大切なのは、人間として正しい生き方をすること。二つの世界的大企業・京セラと KDDI を創業した当代随一の経営者がすべての人に贈る、渾身の人生哲学！

定価＝本体 1700 円＋税
978-4-7631-9543-2

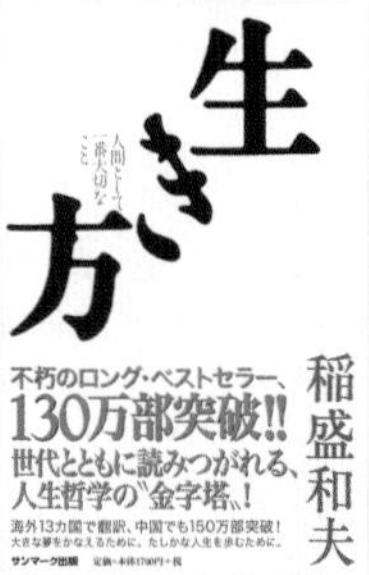
生き方
人間として一番大切なこと
不朽のロング・ベストセラー、
130万部突破!!
世代とともに読みつがれる、
人生哲学の"金字塔"!
海外13カ国で翻訳、中国でも150万部突破!
大きな夢をかなえるために、たしかな人生を歩むために。
サンマーク出版
稲盛和夫

スタンフォード式　最高の睡眠

西野精治 著

睡眠研究の世界最高峰、「スタンフォード大学」教授が伝授。
疲れがウソのようにとれるすごい眠り方！

定価＝本体 1500 円＋税
978-4-7631-3601-5

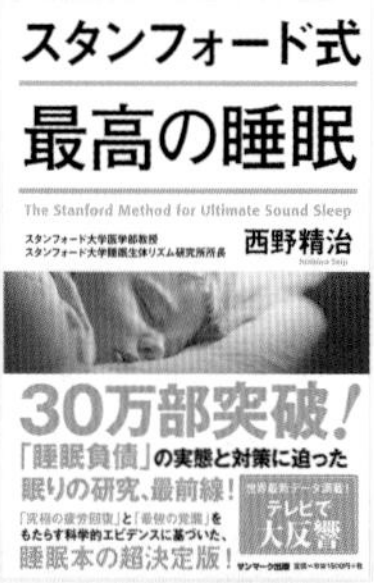
スタンフォード式
最高の睡眠
The Stanford Method for Ultimate Sound Sleep
西野精治
30万部突破!
「睡眠負債」の実態と対策に迫った
眠りの研究、最前線!
「究極の疲労回復」と「最強の覚醒」を
もたらす科学的エビデンスに基づいた、
睡眠本の超決定版!
テレビで大反響

電子書店で購読できます！

nto、BOOK☆WALKER、COCORO BOOKS ほか

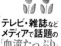

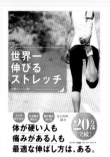

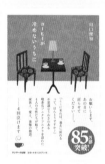

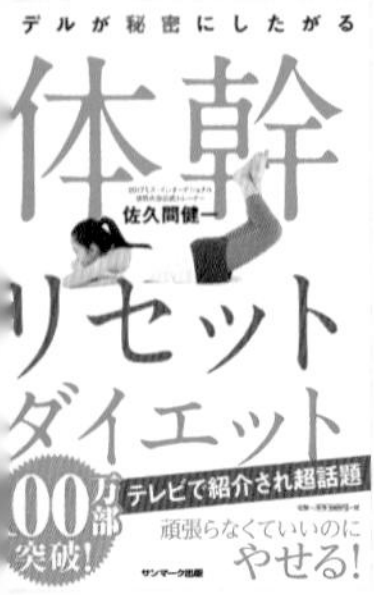

モデルが秘密にしたがる体幹リセットダイエット

佐久間健一 著

爆発的大反響！

テレビで超話題！芸能人も−17 kg !! −11 kg !!!

「頑張らなくていい」のにいつの間にかやせ体質に変わるすごいダイエット。

定価＝本体 1000 円＋税
978-4-7631-3621-3

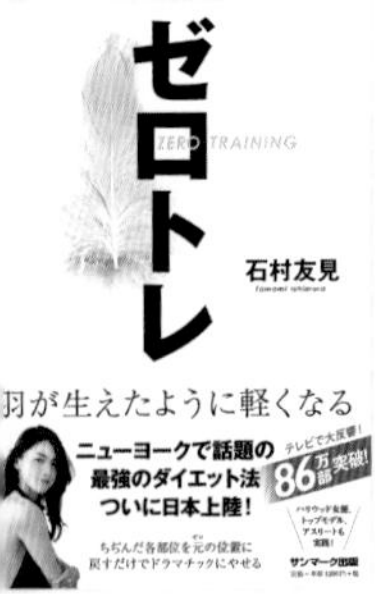

ゼロトレ

石村友見 著

ニューヨークで話題の最強のダイエット法、ついに日本上陸！

縮んだ各部位を元（ゼロ）の位置に戻すだけでドラマチックにやせる画期的なダイエット法。

定価＝本体 1200 円＋税
978-4-7631-3692-3

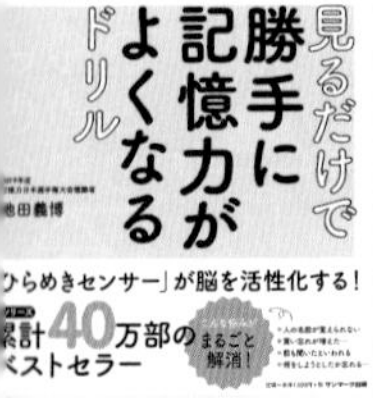

見るだけで勝手に記憶力がよくなるドリル

池田義博 著

テレビで超話題！１日２問で脳が活性化！

「名前が覚えられない」「最近忘れっぽい」

「買い忘れが増えた」

こんな悩みをまるごと解消！

定価＝本体 1300 円＋税
978-4-7631-3762-3

骨格筋量指数SMIの目安

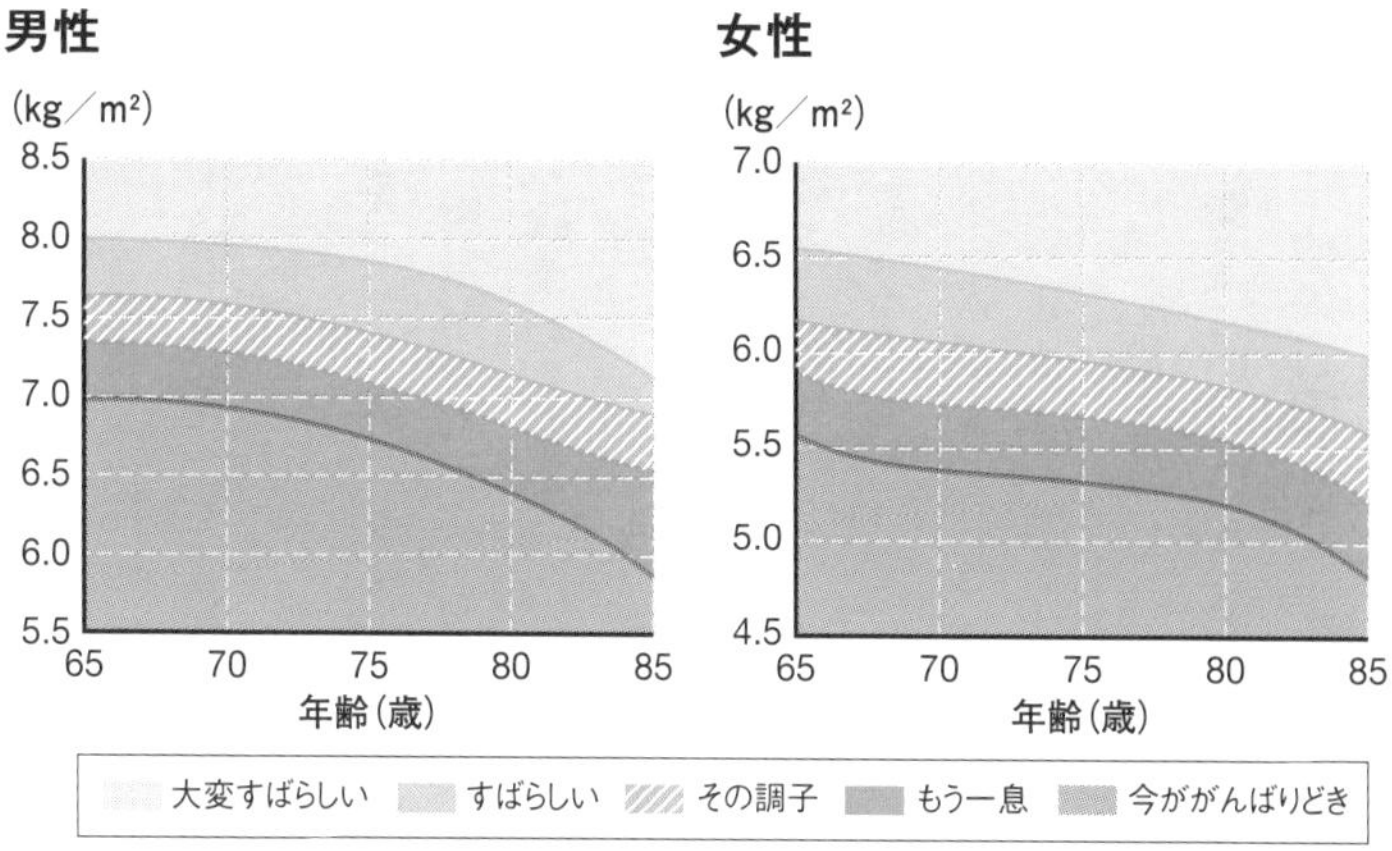

*SMIを計算式で求める場合

SMI = 四肢骨格筋量(kg、体組成計で測定) ÷ 身長(m)^2

握力の年代別平均値

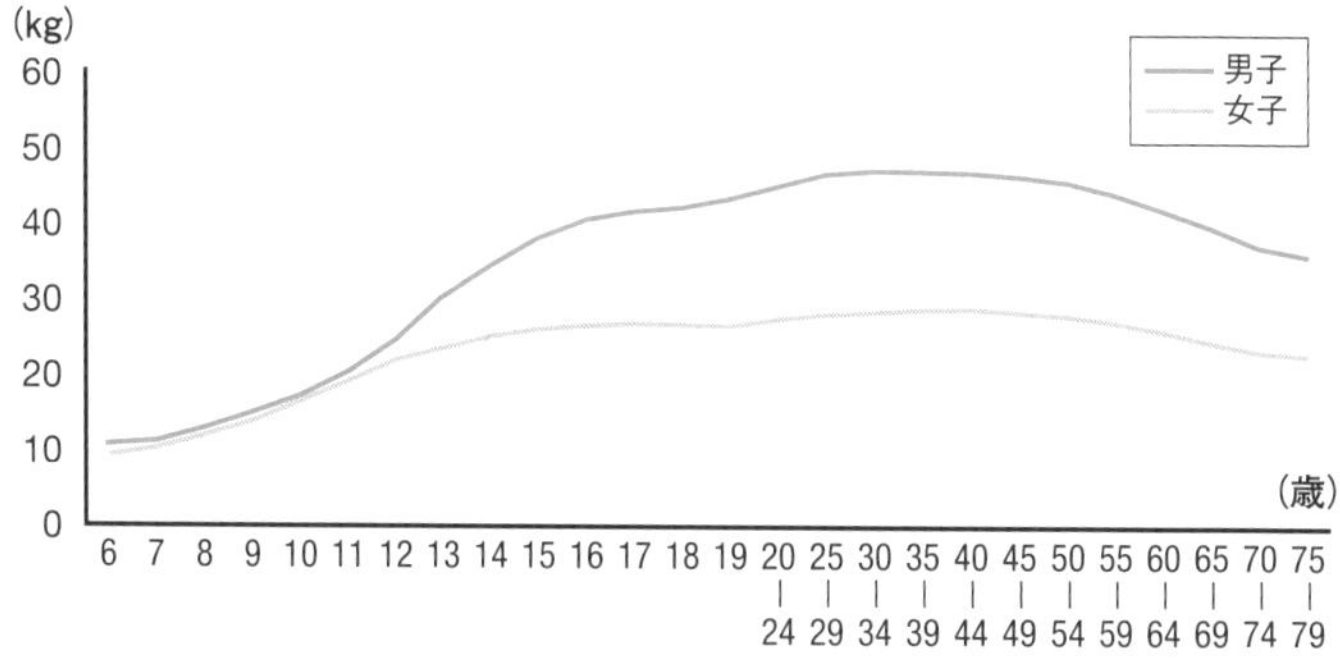

出典：
上図　東京都健康長寿医療センター研究所
下図　スポーツ庁　平成29年度体力・運動能力調査結果

意信号ととらえ、自らの体力維持に活かすことだ。

筋肉の有無は「外見」では判断が難しい

かつてはやせていくはずの70代男性にも、今では肥満が増えていると述べた。いくら「体重より筋肉量が大事だ」といっても過度な肥満は改善しなければならない。

だが、「お腹まわりがすごい」「完全にメタボだ」「BMI30を超えている」という肥満は解消すべきだが、それよりさらに危険な肥満は**「サルコペニア肥満」**だ。

サルコペニアとはギリシャ語で「筋肉喪失」を意味する。加齢とともに骨格筋量が低下し、筋力が衰えることをいう。

やせていても太っていても、筋肉が衰えてサルコペニアになると、フレイルになってしまう。フレイルの中心的な原因はサルコペニアだとさえいわれている。

サルコペニア肥満とは、「サルコペニア（筋肉の衰え）＋肥満（脂肪の増加）」が合体した最悪の状態で、いろいろな定義があるが、体脂肪率が32％以上で、SMIが5・67kg／㎡以下が一つの目安とされている。

フレイルに直結するサルコペニア肥満のリスクは、加齢によって増えるとされている。

つまり、**とても危険なのに誰でもなってしまうリスクがある**のだ。とくにもともと筋肉量の少ない女性はサルコペニア肥満になりやすい。

脂肪が多くて体重が重いのに筋力がないから、自分の体を支えるだけでエネルギーを使い、疲れやすくなる。これまでの研究では、**サルコペニア肥満の人は、ひざの関節炎、動脈硬化、転倒が起こりやすいことに加え、掃除や料理、買い物や歩行など、いろいろな日常動作が遅くなることもわかっている**。

歳をとっていても太めで恰幅のいい人は、一見、元気はつらつとして見える。しかし、本人もまわりも大きな体の内側ではどんどん筋肉が「やせている」ことに気づけない。筋力が衰えているから動きが鈍くなっているのに、すべて「肥満のせい」で終わらせてしまう。そのため、手を打つにも「やせる」ことを目標にしてしまう。

この誤解の下で、密かにフレイルが進行するのだから要注意だ。

今日の健康ブームの影響で、誰しも病気の予防や診断には熱心だが、筋肉量や筋力といった身体機能については案外、見落としている。

自分の体はどのくらい衰えているのか、いないのか——機能評価を定期的に行い、現状を知って衰えない工夫をしなければならない。

要因②
低栄養

3食食べて「栄養」が不足する

健診や講演などで「高齢者は、しっかり食べて栄養を摂るのが大切」という話をすると、「3食きちんと食べています」という声が返ってくる。

〝3食食べる〟のは規則正しい生活リズムを守っていることなので望ましいのだが、それにもかかわらず、**診断すると低栄養の人もいる**。それは、「食事の内容」に問題があるからだ。

私たち研究チームの成田美紀研究員によると、問題となる食事パターンは大きく次の4つだ。

①「食事回数」が少なく、間食が多め

②朝や昼など「1食」を軽くすませる、または抜いてしまう
③「同じもの」が続く単調な食事
④「主食」が重なる、また反対に主食が少ない食事

買い物困難者が、手に入りやすく備蓄しやすい炭水化物ばかり食べているように、高齢者も偏った食事をしていることがある。

「ご飯にみそ汁、あとは漬物があればいい」「昼はラーメンやそばで」という人もいれば、お菓子など甘いものばかり食べている人もいる。

体が衰えてくるにつれ料理が負担になり、「パンと飲み物だけ」という人も少なくない。

とくに深刻なのは**妻に先立たれた男性高齢者**で、料理をする習慣がない人も多く、「レトルトご飯とカップラーメン」という栄養的には非常に貧しい食事をして栄養失調になるケースもある。

大事なのは「食事をすること」にとどまらず、「適切な栄養を適量摂ること」なのだ。

50代から「食べる肉の量」が減る

国民健康・栄養調査のデータで、「たんぱく質源・脂質源・炭水化物源」それぞれにつ

いて何を食べているかという世代ごとの調査がある。

20代の人の摂取するたんぱく質源は、29・7%で肉類の割合が一番多い。年齢を重ねるとだんだん肉の摂取が減ってきて、逆に魚の摂取が増える。**肉の摂取が減少に転じるのは50代からで、60代から70代にかけて魚と肉の割合が逆転する。**そして豆類の摂取量は、高齢者のほうが多くなっている。

栄養をどのように摂ればいいかは後述するが、筋肉に大切なのは**「たんぱく質」**だ。肉でも魚でも、継続してたんぱく質を摂取していくことが、低栄養と筋力低下を防ぐために重要だ。

「先入観」で食べてしまう

たんぱく質の大切さについては、すでにご存じかもしれない。

「長生きをしたいなら肉を食べたほうがいい」といわれるようになり、肉食の高齢者も増えてきたが、**データを見ればやはり肉の摂取は歳をとると減っている。**

年齢とともに肉を食べなくなっていく理由は2つあると考えられる。

歳をとるほど「肉」→「魚」食傾向に

年齢別のたんぱく質摂取構成

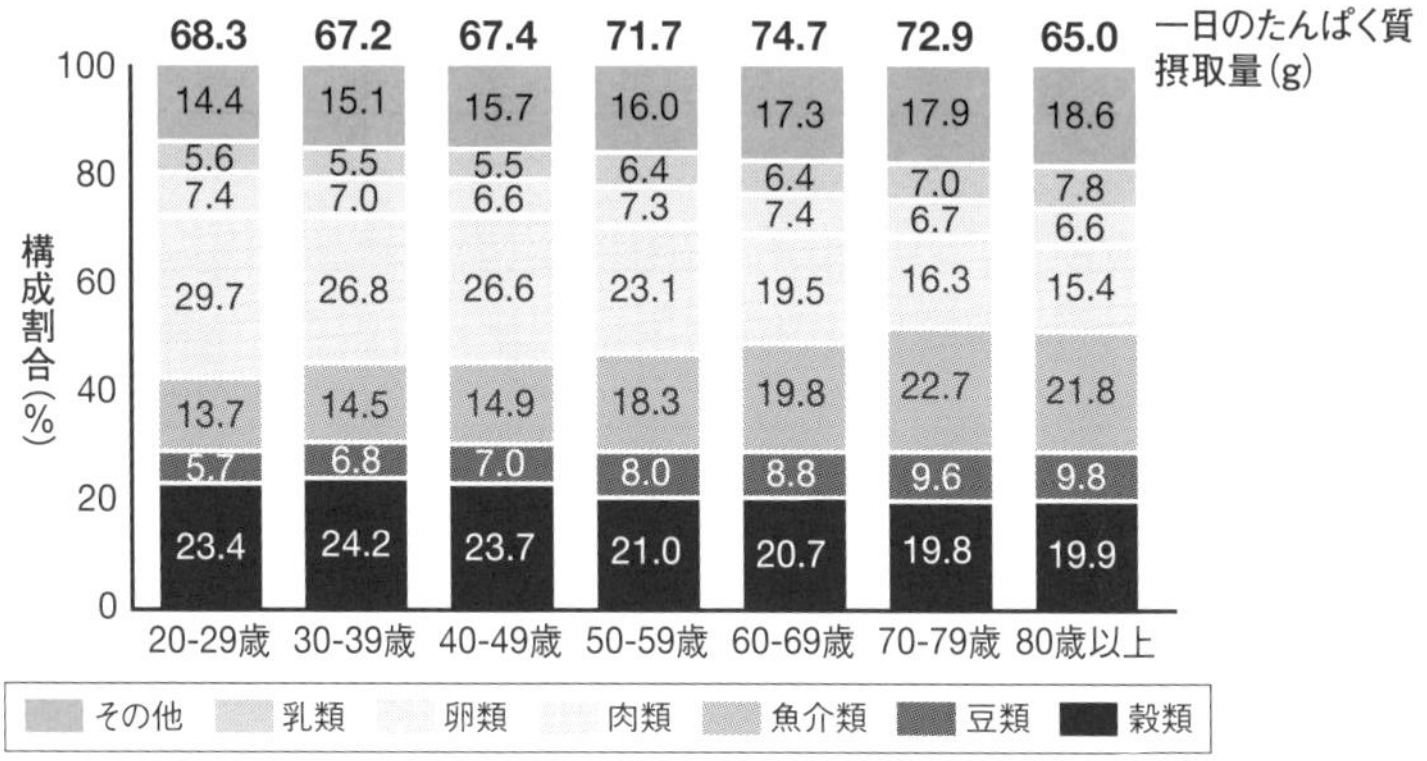

出典：平成29年国民健康・栄養調査

！「60〜69歳」から肉類と魚介類が逆転する。

一つは**「肉の食べづらさ」**。赤身の肉は硬いものも多く、肉のすじはなかなか嚙み切れない。高齢者の場合、嚙むのが大変なものは敬遠しがちだ。「肉は消化が悪い」「胃にもたれる」という人もいる。

「消化が悪い」というのは、胃の中で食べ物が停滞する時間が長いことを指すのだろう。食品の中に含まれる不溶性食物繊維、たんぱく質、そして脂質量が増えると、胃の中にとどまる時間が長くなる傾向にある。

もう一つは**「肉のイメージ」**。

「肉は脂っこく、コレステロール値が上がりそうだ」と考える高齢者は多い。

かつて日本では、コレステロール値が高くて心臓病が多発していた欧米の医学知識がそのまま広まり、「コレステロールは心

100gあたりの食品の胃内停留時間

食パン、半熟卵	2時間
白米、牛乳	2時間30分
うどん、鶏肉、煮魚、卵焼き、牛すきやき	3時間
ピーナッツ、たいの塩焼き、昆布、かまぼこ、ゆで卵、ビーフステーキ	3時間30分
天ぷら、豚肉、ベーコン、うなぎ	4時間
バター	12時間

臓病だけでなく、日本人に多い脳卒中の原因にもなる」という偏った認識が広く定着してしまった。その結果、コレステロールよりもフレイルを気にすべき高齢者まで、「コレステロールを避けたい」と思っているのだ。

たしかに、肉の脂身は動脈硬化リスクを上げる「飽和脂肪酸」の塊だ。霜降り肉の「霜」は脂だから、注意が必要だ。また、肉類を毎日平均100グラム以上食べている人は大腸がんのリスクが上がるというデータもある。

とはいえ、一日平均50～100グラムの間なら適量なので「肉はダメだ」と決めつける必要はない。**「脂身たっぷりの肉をたくさん食べるのはよくない」「赤身肉だか**

らといって『たくさん食べてもヘルシー』なわけではない」と覚えておこう。

「魚」は調理が手間で避けられる

一方、魚はやわらかく、また今の高齢者には、魚をよく食べるという昔ながらの食習慣も残っている。

魚に含まれるDHA（ドコサヘキサエン酸）、EPA（エイコサペンタエン酸）の油が健康にいいという情報が広まったことも、高齢者に魚が好まれる理由だ。

だが、やわらかくて咀嚼《そしゃく》に問題がないから魚が食べやすいかといえばそうでもない。**魚は保存がきかないから、まめに買い物に行けない高齢者はなかなか買えない。**肉と比べて調理に手間がかかるし、調理の手間がいらない刺身などは値段が高い。

魚と肉に限らず、**「噛みにくいもの」「消化しにくいもの」「手に入りにくいもの」「調理が面倒なもの」は、年齢を重ねるにつれ「食べづらくなる食品」になっていく**と知っておいてほしい。

そして、フレイル対策において重要なのは、「多品目の食事を摂ること」。**食べづらいから、調理しにくいからという理由で食事が偏ると、フレイル助長につながる。**

要因③ 社会的孤立

これは「精神論」ではない

筋力、栄養は身体と脳に直接関わりがあり、フレイルの要因だというのはわかりやすいだろう。

ところが「社会的孤立はフレイルの三大要因の一つ。人との交流が大切だ」と話すと、現役世代のなかにはピンとこない人もいるようだ。「非科学的だ」と受け取る人もいる。

だが、同じ話を高齢者にすると、「たしかにそうですね」という共感の声が多い。

社会的なつながりをなくし、孤立したとき、どれだけ人が弱っていくかを実感している人が多いのだろう。

失って初めてその貴重さを知るのが、「社会的なつながり」なのだ。事実、**「社会的孤立によって約2倍死亡リスクが高まる」**という調査データも存在している。

「一人暮らし」か否かでリスクが変動する

高齢者の社会参加には、「仕事を続ける」「ボランティア」「趣味」「友人や親戚、近所との付き合い」などいろいろあるが、「最小単位の社会」といわれる家族との関係が最後まで残る「人との交流」といえる。

ところが総務省の人口推計によれば、2017年時点で高齢化率27・7％という超高齢化した日本では、一人暮らしの高齢者が急激に増加している。高齢白書によると**男性高齢者の13・3％、女性高齢者の21・1％が一人暮らし**だ。

日本の単身世帯の割合は2010年に3割を超えているが、「2040年には4割に近づく」というのが国立社会保障・人口問題研究所の推計だ。

これは年齢を区切らない日本全体の推計であり、現役世代であれば、仕事や趣味など家族以外の社会参加が可能で、一人暮らしはさほど健康上の問題を実感しにくい。

だが、活動範囲がせばまる高齢者になったとき、「最小単位の社会」である家族さえ存在しない一人暮らしは、フレイルになるリスクが高まる。
その意味で、これからの日本には、孤立によるフレイル大予備群が控えているといえる。

「男性」は外出しても孤立しやすい

「閉じこもりと孤立」についての調査では、**週1回以下しか外出せず、家に閉じこもっている高齢者は男女ともフレイルリスクが高まる**ことがわかっている。

とくに女性にとっては外に出て人と交流することが重要であり、閉じこもっている人は生活機能が低下することがわかった。逆にいうと、**一人暮らしであっても閉じこもっていなければ、女性はフレイルリスクがさほど高くならない**。女性は友人関係、趣味、子どもや親戚との付き合いなど、もともと仕事以外の社会的なつながりを複数持っている傾向があるためだろう。

危険なのは「一人暮らしの男性高齢者」だ。**男性には「閉じこもっていないのに孤立している人」が存在**する。つまり、週1回以上外出はするのだが、出かけても誰とも交流しないというパターンだ。

一人で出かけて一人で過ごし、誰とも言葉を交わさずに帰宅する。マイペースでよさそうにも見えるが、これもフレイルの要因となる。

先ほどのデータでは、一人暮らしの高齢者は男性13・3%に対して女性21・1%と女性が倍近く多かった。

平均寿命でいえば女性のほうが長生きだし、「女性のほうが年下」という夫婦も多いから、夫に先立たれた妻が一人暮らしというケースも多いのだろう。だが、配偶者を失った女性高齢者は閉じこもらなければ社会的孤立に陥りにくい。

心配なのは、妻に先立たれた一人暮らしの男性高齢者で、社会参加面でのフレイルリスクは女性よりも高いといっていいだろう。

薬が「リスク」になる

生活に「悪い点」がなくても虚弱は徐々に進む

「筋力の低下」「低栄養」「社会的孤立」――以上3つがフレイルを悪化させる三大要因だ。三大要因をカバーすることがフレイルの基本対策であり、重要な一手となる。

だが、病気や怪我をしておらず、普通に毎日を過ごしているだけなのに、少しずつ衰えてフレイルに近づいていくのが怖いところ。

三大要因のほかにも、**「薬の服用」**や**「歯と歯ぐきの病気」**など、身近なところにリスクがある。

「血圧」を下げすぎて脳血流が低下

日々のコンディションの最良のバロメーターは、**「血圧」**である。日々変動する血圧は、いろいろなものを反映する。

健康長寿の人の多くは、年齢を重ねても血圧が上がらない。だが、高血圧の高齢者は非常に多く、日本人の国民病でもある。

私も会員である日本高血圧学会は、「良い血圧で健やか100年人生」というキャッチフレーズを掲げており、降圧剤を服用している高齢者が非常に多いことを考えると、薬を抜きにフレイル対策を考えることはできない。

血圧が高い人の多くは、50代くらいで高血圧と診断されて薬を飲みはじめ、それが長年続いている。薬で血圧がコントロールできて、様々な病気を引き起こすリスクを下げられるのだから、この治療自体は適切なものだ。

ところが、**「血圧を下げすぎた高齢者は、脳の血流が低下し、それが認知機能の低下につながる危険性がある」**という医学データも出てきている。

多量の薬で「ポリファーマシー」になる

断っておきたいのだが、私は「血圧の薬が悪い」と述べたいわけではない。

薬で血圧を抑えているから安心して日常生活が送れるし、ある程度の運動もできるというメリットは大きい。

薬にはメリットとデメリットがあり、それを理解したうえで適切に用いることが大切だ。デメリットとして注意してほしいのは、**「ポリファーマシー」と呼ばれる多薬併用によるふらつきで転倒などが起き、フレイルが進む可能性**だ。

「poly（多くの）pharmacy（調剤）」とは、もともと「多くの薬」を意味していた。現在では、多種類の薬を飲んでいることで健康上の問題が起こりやすい状況も「ポリファーマシー」といわれる。

問題は、降圧剤に限らず、高齢者が薬を大量に飲んでいることだ。

3人に1人が「5種類以上」服薬する

中央社会保険医療協議会の資料によると、平成25年の時点で70代、80代の通院率はおよそ70〜80％。この調査には、通院している人のうち、薬を飲んでいる人がどれくらいかは出ていないが、大部分は何かしらの薬を処方されているだろう。社会医療診療行為別調査（平成26年6月分）では、70〜80代の平均投薬数（入院外）は4、5種類と報告されている。

年齢が上がるにつれ、投薬量も右肩上がりに増えていく。平成30年社会医療診療行為別統計によれば、**75歳以上だと、院外処方で5〜6種類以上の薬剤を処方されている人の割合は約40％に及ぶ**。

1種類の薬を一日1錠服用するとは限らないから、「一回2錠、朝昼晩」という薬を処方されたら、1種類でも一日6錠。それが数種類となると、相当な量になる。

世界のほかの国と比較しても、1〜3割の支払い負担で病院にかかり、薬がもらえる医療保険制度は大いなるメリットだが、**安価に薬が手に入るためにかなりの割合の高齢者が多剤併用になっているデメリットもある**のだ。

かかりつけ医に「減薬の相談」をする

日本の高齢者は、おもにどんな薬を飲んでいるのだろう？

多いのは「降圧剤」など循環器系の病気の薬や「糖尿病の薬」。それだけ持病として患っている人がたくさんいる。

高血圧や糖尿病は慢性的であり、高齢になるとさらに様々な病気にかかる。当然、処方される薬が増える。

また、明らかな病気とはいえない様々な症状——不眠、関節痛、便秘、尿失禁などに対処するための薬も必要となれば、ますます薬が増えてしまう。

こうしたポリファーマシー状態に陥ったときに、まず大切なことは、**自己判断で薬を止めない**ことだ。

いうまでもなく、薬には病気の悪化防止や不快な症状を抑える効果がある。

まずはかかりつけ医や薬剤師に相談し、薬の重複や相互作用、副作用を点検してもらってから、多すぎる薬を減らす調整を行ってもらうのが賢明である。

内科的治療は検査データをもとに進められる。数値が悪くなってきたら正常値に戻すために薬を増やすのが定石だ。しかし高齢者に対しては、年齢に応じて弱い薬にしたり、量を調節したりすることも必要だろう。

数字上で病気がよくなっても、全身が弱ってフレイルになってしまったら、健康余命が縮むことはあなた本人が知っておいてほしい。

薬は飲むほど「効き目」が薄まる

「睡眠薬」と**「精神安定剤」**も多剤併用の一因となっている。

「眠れません」と不眠を訴える高齢者は多い。高齢になると寝つきが悪くなったり、夜間に目が覚めたりして「ぐっすり眠った実感がない人」が急増する。また、「睡眠は大切なものだ」という認識が、「眠らないと！」という強迫観念になっている人もいる。

睡眠専門の先生に改めて聞くと、睡眠で大切なのは「量より質」だ。

夜は本当に眠くなってから布団に入る。ただし起床時間は固定する。そして、**日中はできるだけ体を動かすなどしてリズムを保つと、睡眠リズムも整ってくる**という。

だが、眠れないという高齢者の訴えを聞いた医師は、睡眠薬を処方する。それ自体は正しい医療行為だし、前述したように時には薬の力を借りるのもいい。

だが、漫然と飲みつづけるのはポリファーマシーにつながり、転倒や嚥下障害の要因ともなるので注意が必要だ。

薬は飲みつづけると効き目が薄れ、もっと強い薬へと進んでいく。**睡眠薬やうつの薬の量が増えると活動量が下がってかえって抑うつ的になり、認知障害が起こる可能性も指摘されている。**

最近は、「睡眠薬を飲んだら認知症になる」ともいわれている。

たしかにベンゾジアゼピン系の睡眠薬によって認知機能が下がる副作用が示されているが、**「最近飲んだ睡眠薬がすぐに認知症につながる」と決めつけるのは早計**だ。

なぜなら「認知症患者は、発症1～2年前に睡眠薬を飲んでいた」という調査結果が出ているが、その患者たちが睡眠薬によって認知症になったのか、もともと認知症になりはじめていて、不眠気味だから睡眠薬を飲んだのかがはっきりしない。

長期間の追跡研究もまだ行われていないため、現段階では「高齢者に処方する睡眠薬はベンゾジアゼピン以外のものを」という見解でいる。とはいえ、非ベンゾジアゼピン系の睡眠薬にもふらつきや転倒の副作用がある。

私としては、ただでさえ薬が多くなる高齢者は安易に睡眠薬に頼らず、睡眠は「量より質」「昼寝もいい」と考えを切り替えるほうがいいと考えている。

フレイルはある意味で病気より怖いのだから、フレイルを悪化させる「三大要因」を排除するとともに、ポリファーマシーというリスクも極力減らすことが賢明ではないだろうか。

薬というのはまさに「過ぎたるはなお及ばざるが如し」である。

「口」から全身の衰えが始まることも

「たくあん」が噛めなくなる

フレイルを考えるとき、最近注目されているのが**「口腔機能の老化」**、**簡単にいうと「口の衰え」**だ。

栄養学のデータを見ていると、**咀嚼能力によって栄養素の摂取量が違うことがわかって**

いる。噛めない人と噛める人で、栄養摂取に差がつくのだ。

日本大学の那須郁夫氏らによる1999年の調査では、65歳以上で、さきいか、たくあんが噛める人は69％。

20年以上経った今は、もう少したくあんが噛める高齢者が増えているかもしれないが、**およそ3割の人は硬いものが噛めなくなっている**。

歯や歯ぐきが衰えると十分に咀嚼できず、栄養が摂れなくなることは確かだ。

日本歯科医師会は口の中のフレイル予防として、**「オーラルフレイル」**という考え方を啓発している。体の機能の衰えであるフレイルのうち、とくに口（オーラル）の機能の衰えに注目したものである。

口の機能とは、歯の健康だけにとどまらない。「噛む（咀嚼）」「飲み込む（嚥下）」「舌の力」を含めてケアしようと呼びかけている。

噛むためには、あごまわりや頬、舌や喉の筋力も必要だ。

「自分の歯」より「使える歯」の数が重要

歯や歯ぐきのトラブルは、高齢者の多くが実感している身近な問題だと思うが、歯の健康と健康余命の関係については様々な研究がある。

厚生労働省と日本歯科医師会は、１９８９年から「８０２０運動」を推進しており、80歳になったときも20本、歯を残そうと呼びかけている。

だが、年齢を重ねて歯を失うのはやむを得ない部分もある。

歯並びなどで虫歯になりやすい・なりにくいという個人差もあるし、歯科技術が発達していなかった頃に治療を受けた歯は、何年か経つと傷んでしまうこともあるだろう。

私たちの研究チームと日本補綴《ほてつ》歯科学会が共同で65歳以上の高齢者約１２００人を対象に調査したところ、**残っている自分の歯が20本未満の人と、20本以上自分の歯がある人とでは要介護のリスクに大差がなかった**。

だが同時に、**機能歯（入れ歯であっても噛める歯）が20本未満の人は、20本以上の人に比べて約2倍も要介護のリスクが高まる**ことも判明した。

つまり、**「自分の歯の数」（残存歯数）は健康余命にはあまり関係がない**。

自分の歯がなくなっても、**入れ歯やブリッジ、インプラントで補い、「機能的に使える歯」があれば健康余命を損なわない**ということだ。

「フレイルは改善できる」という光明が差した

「フレイルから回復した人」が確実にいる――15％の人が「脱フレイル」に成功

フレイルの背後に潜む三大要因。そして身近にある薬、口腔の問題についてはお伝えできたと思う。だが、忘れてほしくないのは「フレイルの可逆性」だ。

これに関して、本書執筆中に研究成果が出たので、ぜひ最新情報として紹介したい。

私たちの研究チームは、野藤悠研究員が中心となって、兵庫県の中山間農村部の高齢者約４８００人を対象に、２０１２年にフレイルの調査を行い、５年後の２０１７年まで追跡調査を行った。

４８００人の高齢者は、５年間でどのように変化したのだろう？

・転居、消息不明、回答拒否を除き、2017年に再調査を行った人――78％（3769人）

【再調査を行った3769人の5年間のフレイル度の変化】

もともとフレイルでなかった人2633人の変化

- 変化がなくフレイルなしの人――69％
- フレイルに悪化した人――17％
- 自立喪失した（死亡または要介護になった）人――14％

人は年齢とともに自然に衰えていくから、約2割の人がフレイルになり、自立喪失した人を合わせると、約3割の人の健康が損なわれたのは、残念だが自然なことではある。

だが、この研究の興味深いのはここからだ。

もともとフレイルだった人1136人の変化

- 変化がなくフレイルのままの人――35％
- フレイルが改善して健常になった人――15％
- 自立喪失した（死亡または要介護になった）人――50％

やはり、フレイルだと5年後には半数の人が自立喪失していたが、35％の人はなんとかフレイル状態を維持していた。そして、注目すべきは、**フレイルのうちの15％の人が健常**

高齢者の健康調査（5年間追跡）

	5年後	
高齢者 約4800人	転居・消息不明・回答拒否	22%
	再調査を行えた人	78% Ⓐ （3769人）
Ⓐのうち、 元々フレイル でなかった人 （2633人）	変化なくフレイルなしの人	69%
	フレイルに悪化した人	17%
	死亡または要介護になった人	14%
Ⓐのうち、 元々フレイル だった人 （1136人）	変化なくフレイルのままの人	35%
	死亡または要介護になった人	50%
	フレイルが改善・健常になった人	15%

❗ 5年間で「フレイル→フレイルなし」に戻った人が実在する。

出典：Abe T, et al. Maturitas. 2020;136:54-59.

に戻っていたのだ。

フレイルには可逆性があるというしっかりしたエビデンスであり、希望が持てる数字だと思う。

それは一体「どんな人」か

5年後にフレイルから健常に戻っていた人のライフスタイルを解析した結果、3つの特徴があった。

①「農作業」をやっていた
②読書などの「知的活動の趣味」を持っていた
③「社会参加」（近所の人との会話・交流、ボランティア活動、地域の集まりへの参加など）を日常的に行っていた

逆に、5年間で健常な状態からフレイルになった人の特徴は、次の4つとなる。

①農作業をやっていない

②運動を行う日が週2日以下
③知的活動を行っていない
④社会参加を日常的に行っていない

ここに大きな希望がある。

対象地域は農村なので、農作業は日常的なことだ。つまり「日々のルーティン」を通じて得られる、規則的な生活、身体活動、収穫の喜び、自然との触れ合いなどが、体にいい影響を及ぼしている可能性がある。

また、読書や社会参加といった、**フレイル対策をとくに意識していない活動にも効果があった**のだ。

普段の生活の中、無理なくできることで一定程度は改善するのであれば、より積極的にフレイル対策をすればめざましい改善、すなわち「健康余命の延長」が期待できる。

3か月取り組めば「時間の流れ」を遡れる

私たちは以前、北九州のあるドラッグストアチェーンと共同研究を行った。

ドラッグストアの顧客である高齢者を対象に、3か月間、「筋力・栄養・社会参加」を改善するプログラムを店舗で行い、どの程度フレイルが改善するか、経過を観察するという取り組みだ。

具体的には3か月間、週に1回ぐらいの割合でフレイル予防教室に参加してもらう。

毎回1時間は、音楽と体操を組み合わせた運動を実施。その後、栄養士監修のお弁当を食べたあと、社会参加や人との交流を目的とした切り絵やオカリナなどの趣味の講座に参加するという時間割になっている。

3か月後、フレイル予防教室に参加した48名と参加しなかった41名でフレイルに関連する検査結果を比較した。

すると**参加した人たちは、握力と移動スピード、記憶力が明らかに向上していた。対して、非参加群ではまったく変化がなかった。**つまり、参加者たちにはフレイルにつながる筋力、移動能力、認知機能の改善効果が見られたということだ。

追加検証が必要ではあるが、**参加者のフレイル度は3か月で改善している**という結果が出ている。

私たち研究チームは、自治体と共同で、高齢者を対象としたフレイル予防・改善教室を行った経験もある。

この教室では、「運動」「食事」「社会参加」の3本柱の要素をプログラムに採り入れた。毎回1時間程度の運動と30分の栄養講座または社会参加講座を組み合わせ、週2回、3か月間実施した。

その結果、この教室に参加した約40名のうち、**教室開始前にフレイルの人は32％いたが、3か月後には13％にまで減少した。**つまり、フレイルの人のうち、約6割の人が健康に戻ったのだ。

逆に、**最初から教室に参加しなかったグループでは、フレイルの人の割合は、この3か月間で23％から28％へと増えていた。**

多領域から研究者が集まり結論した「最も効果が望める方法」

私たちの平均8年間の追跡調査では、**地域全体のフレイル予備群がなくなった場合、自立喪失の発生率は19％減少**することがわかったのは前述のとおり。同じく**フレイルがなくなれば12％減少**だ。

つまり、フレイル対策によって8年間に最大約3割の自立喪失を防止できることになる。

これは、地域ぐるみでフレイルの予防・改善対策を進めることの意義が示された調査結果だと思う。

本書を読んでくださっているあなたは日本という「地域」の住民であるから、ぜひ、家族や友人と誘い合って、フレイル対策を講じてほしい。

フレイルから要介護へと進むのではなく、人生100年時代の健康余命を延ばしてほしい。

フレイル対策は、できるだけ早いうちから始めるほうがより効果が期待できる。あなたが何歳であっても、明日より今日が確実に若い。

それでは、次章からは100年時代の健康戦略を具体的に紹介していこう。

「運動」「食事」「社会参加」がフレイル対策の3本の矢だ。

1本では折れてしまう矢も、3本重ねれば強靭になる。私たちの研究チームでは、**医学、保健学、運動生理学、栄養学、心理学、社会学、メディアデザイン学などの研究者たちが加わり、しっかりした知識で1本1本の矢を強くしている。**

体を変え、食事を変え、環境を変えて社会参加をすることで健康を維持していこう。

高齢期に入ったら、しっかりとフレイル対策をしよう。フレイル予備群、フレイルのサイクルに入ってしまっているなら、改善するための手段を取る。

いずれも継続していくことが大切だ。

3章

100年時代の健康戦略①

「体」を変える

虚弱にならないうえで「筋力」が大事

「筋力＝筋肉量」ではない

モリモリと筋肉をつける必要はないし、「65歳以上の人が3か月筋トレを続けても、200グラム弱しか筋肉は増えない」と述べたとおり、高齢者になると筋肉量はあまり増えない。

ここで知ってほしいのは、**「筋力＝筋肉量ではない」**ということだ。

筋力とは単純な筋肉の量ではない。筋肉は必要だが、その筋肉を動かして力を出す「神経の伝達速度」を含めた筋力が大切だという研究結果もある。

私の最新の研究でも、**日本人高齢者では筋肉量が少なくても一定の筋力が保たれていれば自立喪失のリスクは高くならない**ことが発見された。

そして**逆説的ではあるが、筋力を落とさないためには筋肉量も落とさないほうがいい。**

筋力がある人の中には、量は少なくても質のいい筋肉の持ち主が多いが、生まれつきの部分もあるし、いきなり「いい筋肉を少量だけつける」というのは難しい。

そこで私が勧めているのは、**適度なトレーニングで筋肉量を維持し、少なくとも減らさ**

ないこと。

そうやってサルコペニアにならないように注意しながら緩やかにトレーニングを続け、「長期的に筋力を維持していく」というアプローチだ。

ジョギングは「関節」への負担が心配

筋肉には「遅筋」と「速筋」の2種類があり、遅筋は持久力、速筋は瞬発力を担当している。

速筋を使うと筋肉そのものが増えて太くなり、使わないと筋肉がやせ細っていく。**年齢とともに衰えていくのは主に速筋**のほうだ。

「トレーニング」というとき、多くの人が始めるのがジョギングだ。道具はいらないし、費用もかからない。

だが、ジョギング、ウォーキング、水泳などの有酸素運動によって効果が期待できるのは、持久力を司る遅筋の発達だ。毛細血管が増え、持久力がつくのでメリットはあるが、有酸素運動をしても速筋は鍛えづらい。

さらに運動に欠かせないのは関節だが、関節や軟骨は痛めてしまうとなかなか再生がきかない。ジョギングはひざや足首に負担がかかり、関節を痛めるリスクもある。報告データによる差はあるが、じっと立っているだけならひざにかかる重量は体重そのものだが、**歩行時には体重の2〜3倍、ジョギングでは体重の4〜8倍程度のピーク負荷がかかる**とされている。

こうした理由から、フレイル対策として筋肉を鍛えたいなら、**「筋トレ」**がいい。無理なく速筋を鍛えて筋力を維持していこう。

もちろん、怪我で体を痛めては元も子もない。過度なバーベル体操のようなものは避けて、**きつくない筋トレを細く長く続けること**。

同時に**無理のない範囲で有酸素運動を行ってほしい**。遅筋を刺激して体力を落とさないようにすることも大切だ。

軽いウォーキングやポールウォーク、あるいは買い物でも構わない。家事で家の中を歩き回るだけでもいい。歩くことは「日常的な運動」として不可欠なものだ。

無理なく遅筋と速筋を鍛えて筋力を維持していこう。

「体組成計」が家にあったほうがいい

筋トレを始めたら、**「体組成計」**は家庭でも用意しておきたい。体重だけでなく、体内部の筋肉の様子も数字でわかるようにしたほうがいい。

国民健康・栄養調査でも、最近は骨格筋指数が用いられている。健康診断で筋肉量を測る自治体も出てきている。

50代後半になったらフレイル対策として、自分で筋肉量を定期的にチェックする習慣をつけよう。65歳時点で将来フレイルになるかならないかの差がつくのだから、ちょうどいいタイミングだ。

高齢者の仲間入りをした人は、フレイル対策として実際に筋トレを行い、「筋肉量をどれだけ維持しているかチェックする」というポジティブな見地で、筋肉量や筋力を測っていこう。各体組成計で測る筋量の項目は多少異なるようだが、どの数値も目安として利用してほしい。

付け加えれば、運動で無理をしていないか、体調は安定しているかを自分で把握するために、一家に一台、「血圧計」もあったほうがいい。

前述したとおり、毎日変動する血圧は日々の健康状態を知る一番の目安だ。**家庭血圧の目安は、上の血圧が１３４㎜Hgまで、下の血圧が84㎜Hgまで。**1週間程度測定して、平均がこの値を超える場合は、医師に相談したほうがいい。

ペットボトルで「最低限の筋力」を確かめる

トレーニングを始める前に、自分の現状を把握しておこう。「筋力が衰えてきたかどうか」を手軽にチェックする方法が２つある。

一つは前述したように骨格筋量がわかる体組成計で測ってみること。

もう一つは**「握力」**を測ることで、全身のおおよその筋力を知る目安になる。

私たち研究所が取った6つの研究地域における高齢者データ（計４７００人）がある。利き腕の握力の平均値は、65〜69歳の男性で33〜37キロ、女性で22〜24キロ。壮年期（40代、50代）では、男性で40〜50キロ、女性で25〜30キロ程度だ。

女性の場合、「ペットボトルのふたが開けられない」という人は握力が15キロくらいといわれている。「サルコペニアになっている女性の握力は18キロ未満」という数値とほぼ同じだ。**ペットボトルのふたが開けにくくなったら、フレイル注意報**だ。

男性の場合、サルコペニアになっているかどうかの最新の目安は、握力28キロ未満となっている。

そこで私たちは健康づくりの目標値として「**男性なら片手で2リットルのペットボトルを2本持てる筋力、女性なら片手で2リットルのペットボトルを1本持てる筋力を維持**しよう」と呼びかけている。この場合のペットボトルは中身の入った状態を指す。

買い物袋に2リットルのペットボトルを入れて、女性なら1本、男性なら2本片手で持てるか、持ち上げて運べるか、ときどきチェックするといい。

飲料は重いので、「車で買いに行く」「ネットで買って配達サービスを頼む」という人も増えていると思うが、現役世代であれば時には店舗で購入して、歩いて家まで持って帰るといい。

また、家でも中身の入ったペットボトルを持って5秒くらいかけてゆっくり上げ、また5秒くらいかけてゆっくり下ろす動作も、ちょうどいい筋トレになる（ビニール袋などに入れると取り組みやすい。ただし、関節を痛めないように、目安は一日5～10回）。

サルコペニアのチェックにも、ちょっとした筋トレにもなるだろう。

虚弱を回避する「きつくないトレーニング」

握力はあくまでも全身の筋力を測る目安であり、握力のみを鍛えるトレーニングは不要だ。全身の筋肉を動かしていこう。

とくに太ももの前と後ろ、背中から肩、胸、お尻などの大きな筋肉にアプローチするのが効果的だ。今は困っていない人でも、将来のために貯金ならぬ〝貯筋〟というわけだ。そこで筋力をつける・維持するために行ってほしいストレッチとトレーニングをお伝えする。

身体的事象としてとらえた場合、**フレイルには筋肉が衰える「サルコペニア」的要因と、「ロコモ」的要因が作用している**。

ロコモとは「ロコモティブシンドローム（locomotive syndrome：運動器症候群）」の略称で、骨や関節、筋肉などの運動器が衰えて、立つ・歩くといった移動機能が低下した状態を指す。フレイルとも関連する機能的不健康だ。

そこで、サルコペニア的要因を遠ざけるために「筋力トレーニング」を、そしてロコモ的要因を遠ざけるために理学療法的要素も含む「ストレッチ」のセットで効果的に対処しよう。

「筋力維持」という観点からできれば毎日行ってほしいメソッドとなっている。ストレッチは一日各20秒ずつ、筋トレも最低5回ずつからでOKだ（上限は設けていないが、無理をしすぎず、痛みが出たら必ずやめること）。

急な筋トレで筋肉や腱を痛めないためにも、まずはストレッチで体を伸ばすことを意識してほしい。**「ストレッチ→筋トレ」**の順番だ。次ページの①～③のストレッチを行ったあと、①～③の筋トレをしよう。

③「アキレス腱」を伸ばす

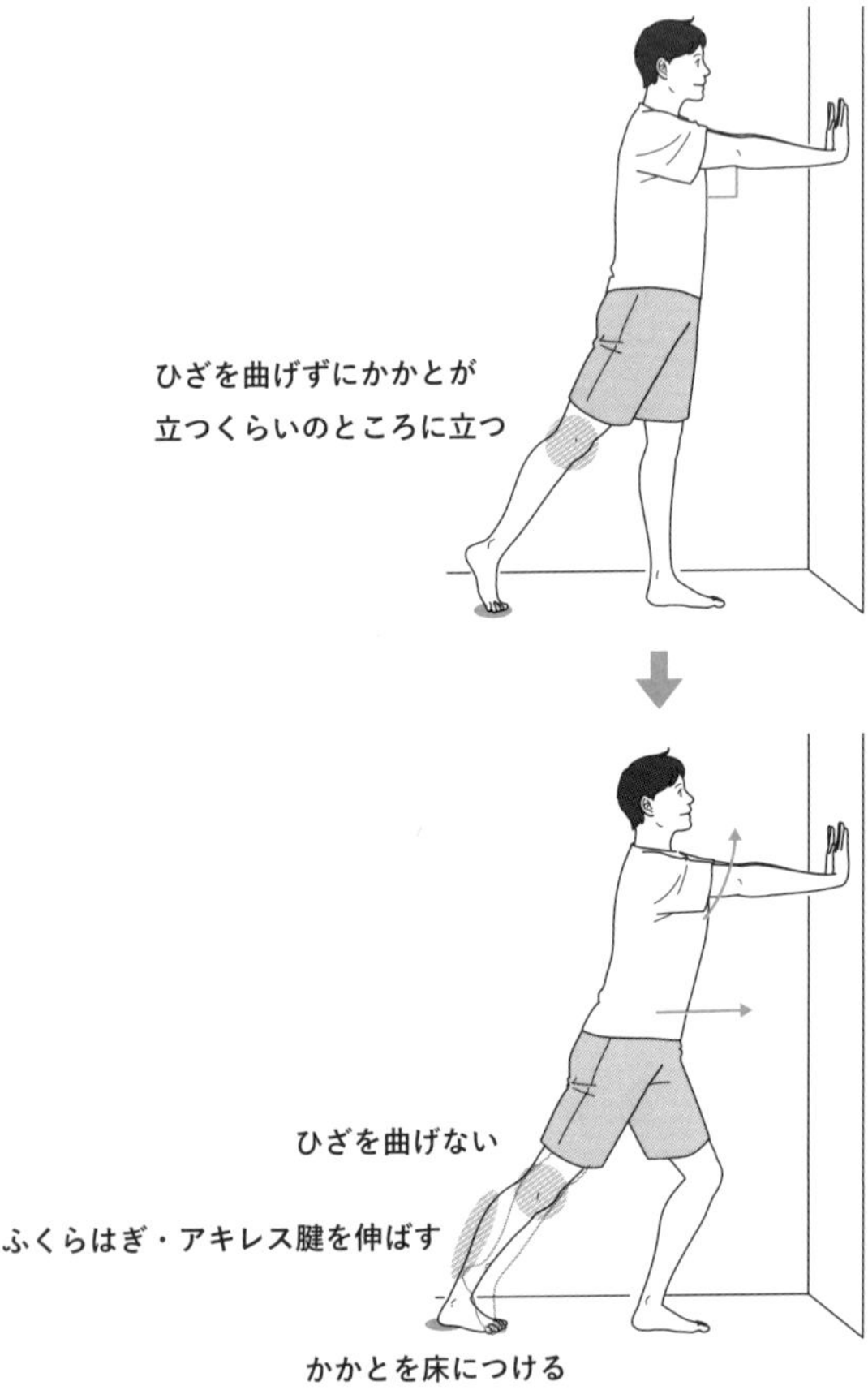
ひざを曲げずにかかとが
立つくらいのところに立つ
ひざを曲げない
ふくらはぎ・アキレス腱を伸ばす
かかとを床につける

壁に向かって立つ。腕と体の軸が垂直になるように両手を前に出し、壁に手をつく。

足を前後に開く。後ろ足は真っ直ぐにしたまま（ひざを伸ばした状態）、つま先を立て、かかとを浮かす。

体は起こしたまま、後ろ足のひざも伸ばしたまま、浮かせたかかとを垂直に、ゆっくりと床につけていく（前の足のひざは軽く曲げてOK）。

へそは壁の方向へ、胸は高い位置に向けておくこと。片足10秒ずつ、左右行う。

筋肉を伸ばす「ストレッチ」

フレイル予防のためには足腰をケアすることが重要なので、下半身中心のストレッチを推奨している（筋トレも同様）。また、ひざ痛・腰痛の予防・緩和効果のあるストレッチになっている。

- それぞれ各1～2回ずつ、週2日以上取り組む。
  一種類につき1、2回×週2日以上
- 体に痛みが出たらやめること。無理のない範囲で取り組む。
- 必ず筋トレの前にストレッチをする。

①「太ももの裏側」を伸ばす

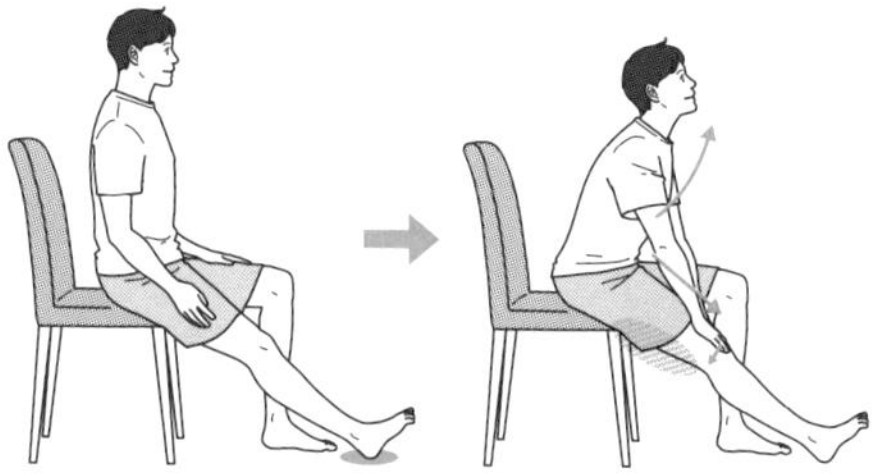

椅子に浅く座り、片足を伸ばす。かかとは床につける。
ひざにやさしく手を添えてひざを押す。太ももとひざの裏側を伸ばす。
このとき、へそはかかとの方向へ、胸は高い位置に向けておくこと。
片足10秒ずつ、左右行う。

②「太ももの前面」を伸ばす

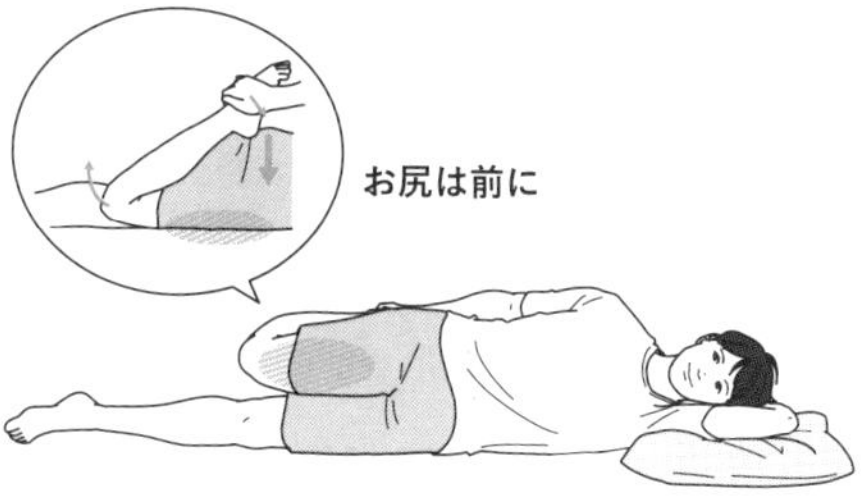

床に横向きに寝て、上側のひざを後ろに少しずつ曲げる。
かかとをゆっくりとお尻につけていく。手で足を引き寄せてもいい。お尻は前に突き出すようにする。
片足10秒ずつ、左右行う。

③「壁」立て伏せ

・肩幅よりやや広め
・壁に手がつかないところに立つ

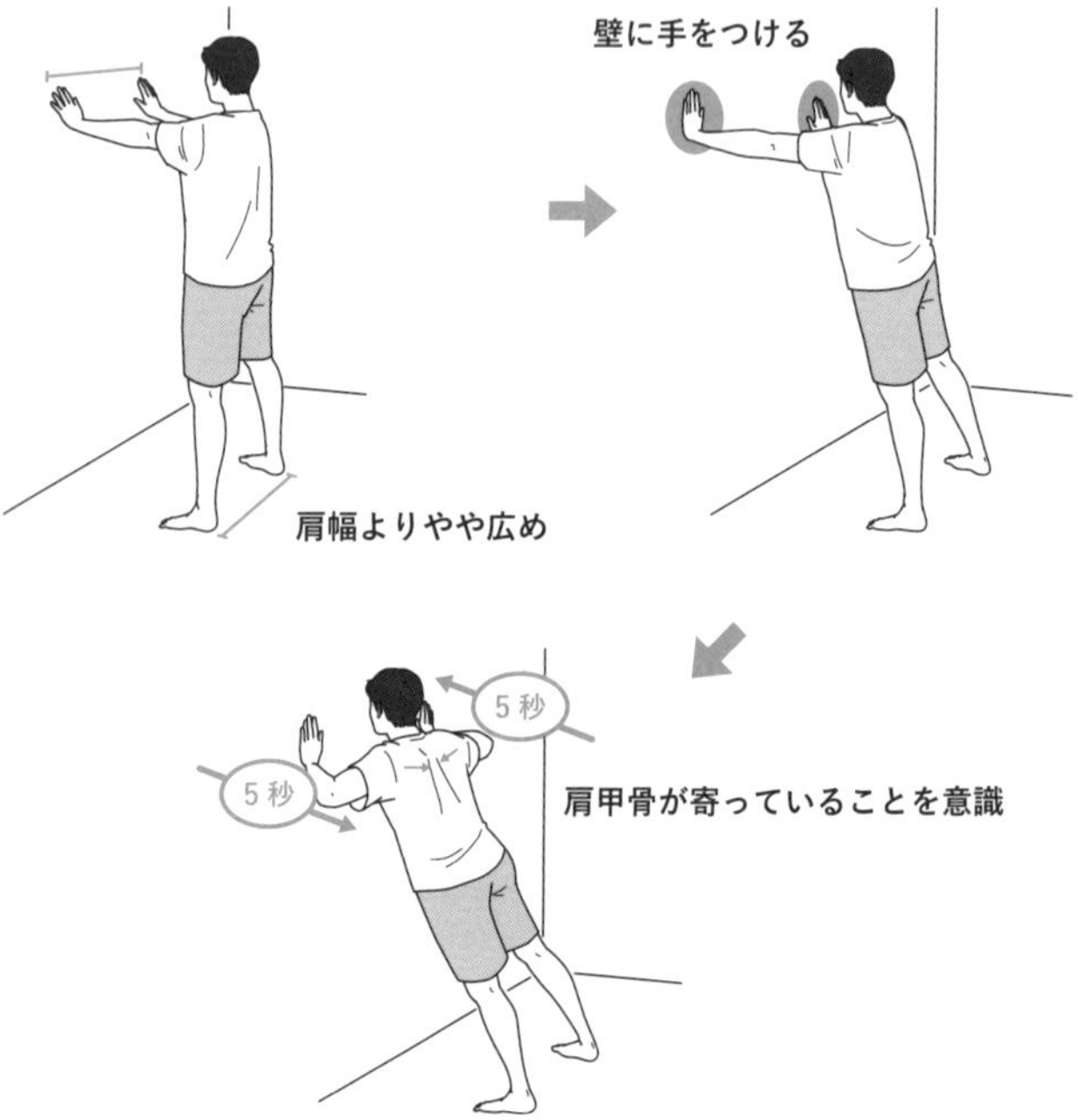
壁に手をつける
肩幅よりやや広め
5秒
5秒
肩甲骨が寄っていることを意識

手をまっすぐ伸ばした状態で、手がぎりぎり壁に届かないところに立つ。手は肩幅より少し広めに、足も肩幅より少し広めに開く。

そのまま壁に手をつけ、5秒かけてゆっくり腕立て伏せをするようにひじを外側に開きながら沈みこむ。

5秒かけて腕を伸ばして戻る（手は壁から離さない）。

これを5〜10回行う。

＼これでもOK！／

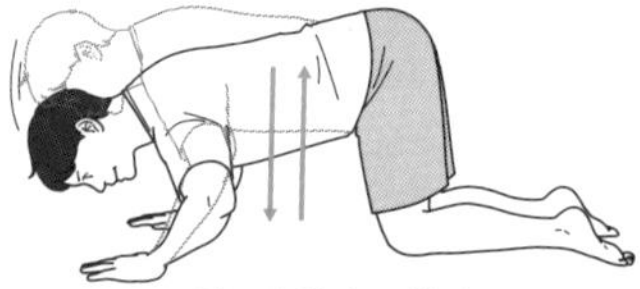

ひざつき腕立て伏せ

＊無理のない範囲で沈みこむ。転倒には注意!
＊物足りない人は、ひざを床についた状態で腕立て伏せを行ってもOK。

きつくない「筋力トレーニング」

・それぞれ最低各5回ずつ（10回まで）、週2日以上取り組む。
一種類につき5～10回×週2日以上
・体に痛みが出たらやめること。無理のない範囲で取り組む。
・必ずストレッチの後に行う。

①「太もも」の筋肉トレーニング

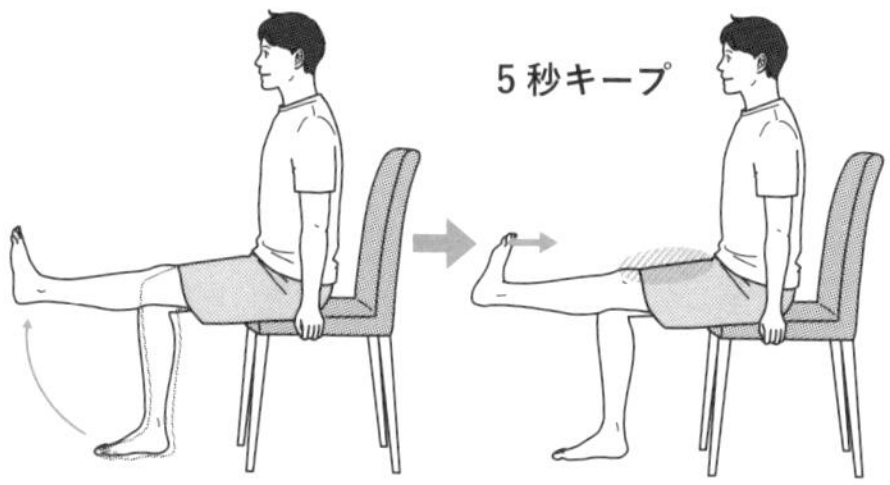

椅子に座ってゆっくりと片足を上げ、できるだけ床面と平行になるようにひざを伸ばす。
つま先を体のほうへ向ける。ひざから太ももにかけて力をこめ、5秒保つ。ゆっくり足を下ろす。
左右5回ずつ、両足で行う。

②きつくない「スクワット」

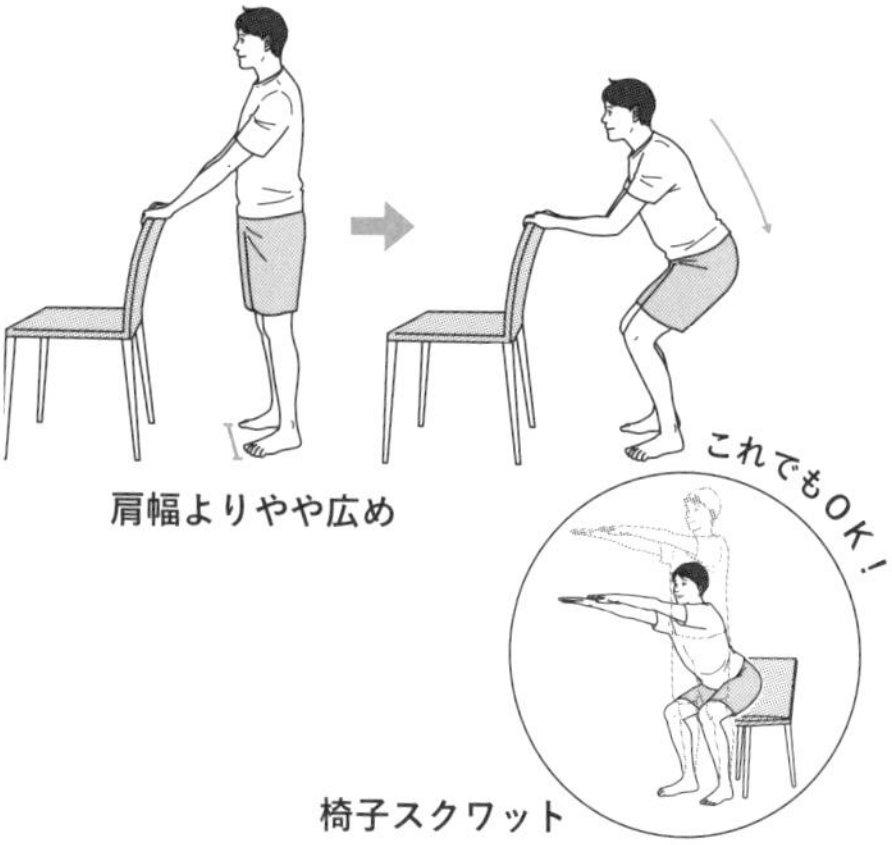

椅子の背もたれを持ちながら、両足を肩幅より少し広く開く（つま先は外に向ける）。
腰かけるようにゆっくり5秒かけて腰を下ろし（中腰くらい）、5秒かけて立ち上がる。これを5～10回くり返す。

＊「椅子の前に立ち、座面にお尻が触れたらそこでキープ→ゆっくり立ち上がる」で代用してもOK。

「生活」の中で筋トレする
――習慣化すれば、毎日勝手に筋肉がつく

「半歩」歩幅を広くして歩く

筋力を高めるトレーニングは、日常に取り入れると継続しやすい。

その意味で**「歩く」**とは、私たちが日々行っている基本的な動作だ。歩くことが苦にならなければ外出が億劫にならず、社会的孤立に陥らずにすむ。

現役世代は「一日1万歩」が理想とされるが、私たちの研究所では、**「前期高齢者は7000歩、後期高齢者は5000歩を目標に毎日歩こう」**という目安を提示している。

ウォーキング自体は有酸素運動だが、ちょっとした工夫で筋トレにもなる。それは**「歩幅」を広く取ること**。

「歩幅がせまい人は、歩幅の広い人のおよそ3・4倍も認知機能の低下が見られ、死亡リ

スクも歩幅がせまい人のほうが高い」という研究データを紹介したが、歩幅がせまくなるのは筋力が衰えているサインでもある。

逆にいうと、**ちょっと広めの歩幅をキープできれば、筋肉の衰えを食い止められる。**

現時点での確実な効能として、お尻、太もも、ふくらはぎなど、下半身の筋トレになることがわかっている。歩幅を広げて大股で歩けば、股関節のストレッチも兼ねるので、可動域の維持にもつながる。

これに関して研究している谷口優氏によると、**歩幅の目標は65センチ。横断歩道の白線をまたぐようなイメージで歩くのが理想**だとしている。

今よりも**3〜5センチ**ほど歩幅を広げるといいだろう。

「階段の上り」は下半身強化のいい機会――下りは負荷がきつくなる

私は移動は常に階段を使い、上りについては1段飛ばしで、太ももにしっかり力を込めて上ることを心がけている。毎日のことだから、「チリも積もれば山となる」精神で、筋トレを兼ねての習慣だ。

現役世代にはこの1段飛ばしの階段上りをおすすめしたいが、高齢者のフレイル対策としてはややきつい。**一段一段、しっかりとかかとを着地させて、片足にきっちりと体重を乗せるよう意識して上る**といいだろう。お尻や太ももという下半身の筋肉を鍛えることができる。

階段の上り下りを比較すると、より負荷がかかるのは上りではなく**「下り」**だ。筋肉も多く使うし、着地の際に骨に刺激が加わることが骨密度の維持につながる。

ところが階段の下りは、効果が高い分、リスクも高い。**体重の4〜7倍もの負荷がひざにかかるというデータもあるから、関節を痛めるリスクも高まる**。

「上りは階段を使って筋トレをし、下りはエスカレータで関節を温存」と、使い分けてもいいだろう。関節の痛みは慢性的に長く続き、身体活動を制限する原因になるので、大切にするに越したことはない。

「関節膜」は傷つくと元に戻らない

必ず守ってほしいのは、「無理は禁物」ということ。

基本的に関節は鍛えられないものであり、**関節を保護する関節膜は、一度傷ついたら完**

全には元に戻らない。

とりわけ、すでに3か月以上つづく「慢性的なひざ痛」を抱えている人は、自己診断をせず、整形外科で診察と検査をしたうえで、適切な治療と理学療法を受けてほしい。

なぜ理学療法をすすめるかというと、**ひざ痛は適切な体操によって改善することがわかっている**からだ。

日本医科大学の陣内裕成氏は、秋田県の自治体と協働してひざの慢性痛を抱える高齢者を対象に、町の施設で理学的診察とその人に適した運動指導を実施。さらに体操のテキストを配布して、各家庭で毎日実践してもらった。実施1か月後には、チェックを兼ねて再度、運動指導をした。

こうして体操習慣を身につけた結果、大部分の人の痛みは和らいだ。**痛みの改善度は3か月後には95%、満足度も89%に達した**のだ。

陣内氏と共同研究を行っている私としては、地域の理学療法士が中心となって、こうした取り組みが拡がっていくことを期待している。

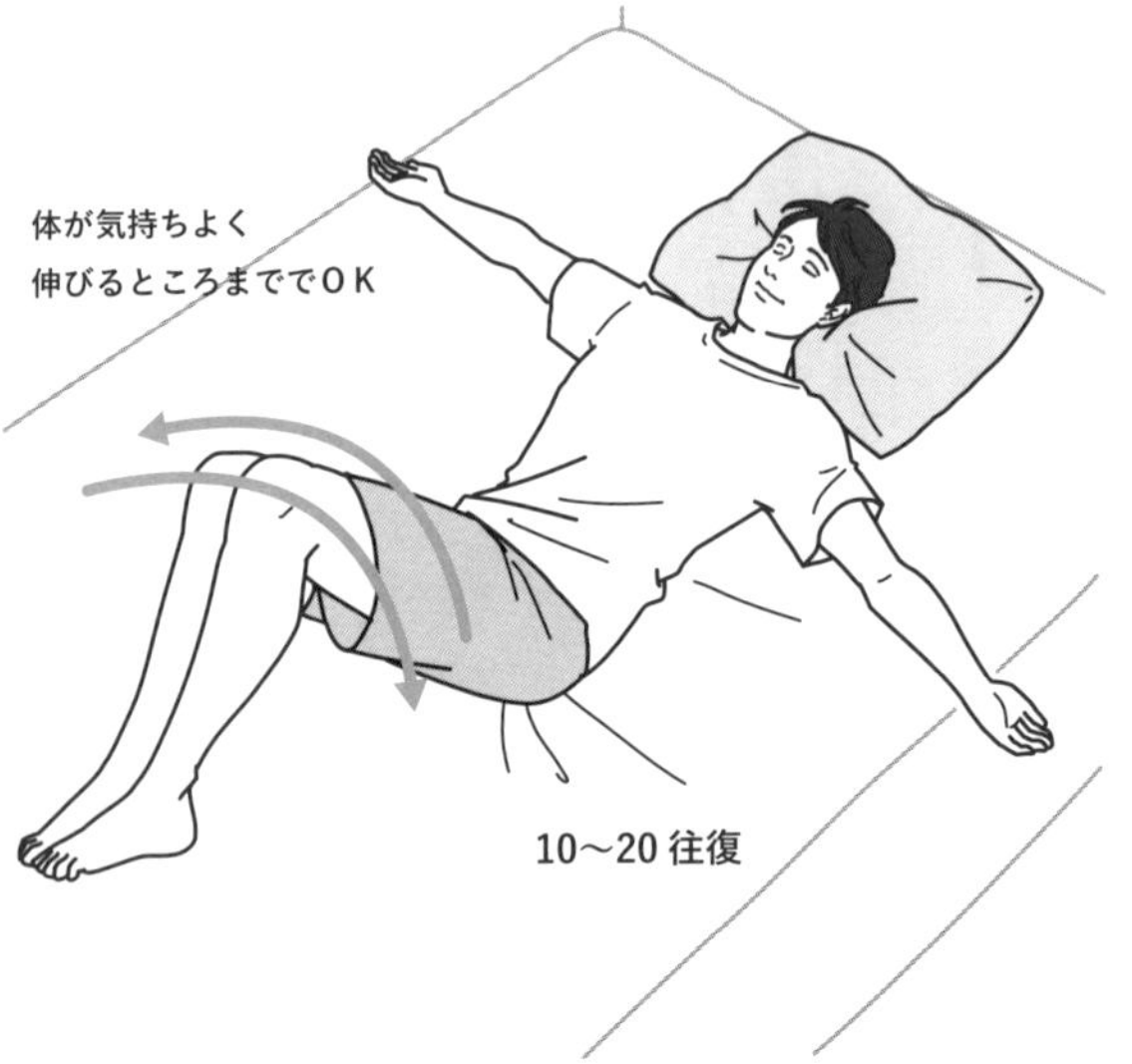

寝たまま体をねじれば「体幹トレーニング」に

「体幹の筋肉」は、姿勢を正し、バランスを保つ役割を持つ。正しい姿勢を保つことは転倒防止、腰痛予防の観点からも重要だ。そのためには腹筋、背筋ができればベストだが、これも高齢者には難しい。

そこで、毎朝起き上がるときにできるごく簡単な運動を紹介しておきたい。

まっすぐ仰向けに寝た状態で、両ひざを立て、ひざをくっつけたままゆっくり右に倒し、しばらくして元に戻す。次は同じように、ゆっくり左に倒す。

このように**左右にひねるだけだが、10～20回程度往復させると腹直筋など体幹の筋**

肉の運動になるし、何より安全だ。

起きがけの習慣として定着させるといいだろう。

効率よく筋力を上げる心がけ

筋肉の刺激に「いい時間」「向かない時間」がある

筋トレをするなら、夜寝る前は避けたほうがいい。激しい運動をすると交感神経が緊張し、寝つきが悪くなる。睡眠の質が悪化する原因ともなる。

また、早朝も筋トレでいきなり交感神経が活発になると、血圧の上昇や心臓の不整脈誘発につながる恐れがあるため、避けたほうがいい。

筋トレのおすすめ時間は**「日中の時間帯」**。心身ともに活動的になるタイミングが安全だ。仕事をリタイアした高齢者であれば、時間に自由がきくはずだ。

運動を習慣化することが第一なので、夜や早朝は避けつつ、体を動かして心地よいと感じられる時間をルーティンとしてほしい。

「週1、2回」が体にちょうどいい刺激量

とはいえ、「会社に行くから午前中は忙しいし、昼休みも筋トレはできない」など、日中に筋トレを毎日するのが難しい人は、現役世代以外にもいるだろう。

その場合も、「毎日筋トレしなければフレイルになってしまう」と四角四面にやらなくてもいい。

私の経験からすると、1週間に1回、必ず筋肉を刺激するような運動をすると、何とか現状維持はできる。運動学の理論上では、週1回でも効果はある。

だが、さらに充実感を持って続けようと思ったら、1週間に2回は行いたい。3日に1回筋トレを行うという割合だが、これを続けると「筋肉がついてきた」「体力がついてきた」と感じられる。

アメリカスポーツ医学会とアメリカ心臓協会では、シニアの身体活動量の目安として、

次の2つを推奨している。
①週2回以上の筋トレと体操・ストレッチを一種目あたり10～15回
②週5日、ややきついと感じる有酸素運動を最低30分間

普段からよく運動している高齢者であればこの推奨量をこなせるだろう。
とはいえ、あまり運動していない高齢者にとってはきついので、少しハードルを下げて、**筋トレとストレッチはそれぞれ週1回以上、歩行を中心とした有酸素運動は週に150分以上（毎日20分程度）**をまずは目安にしよう。

「いつもよりほんの少しがんばる」精神で続ける

運動しないかぎり筋力がつくことはないが、これまで運動習慣がなかった人は途中でくじけてしまうかもしれない。だから、いきなり高い目標を掲げるのではなく、実行可能で継続できるトレーニングをおすすめしたい。

その目安が、**「プラステン（＋10）」**だ。たとえば、今、散歩を30分しているならプラス10分で40分に延ばそう。

掃除、筋トレ、ウォーキングの時間、いろいろなものに「＋10」（プラス10分）することで、健康長寿を実現しよう――これは厚生労働省の「健康日本21」という健康づくりのための身体活動指針だ。

最近の高齢者はとても元気だ。とくに前期高齢者であれば現役世代とさほど変わらない活動量をこなしている人が多く、気力も充実しているから「高齢者用のトレーニングでは物足りない」と感じるかもしれない。

だが、**体は少しずつ衰えていくもの**という自覚は、心の片隅にあったほうがいい。現役時代は「ちょっときつかったが、翌朝には治った」ということも、年齢を重ねるごとに回復に時間がかかるようになる。自分では「なに、このくらい」と思っている負荷が、大きな負担になっている可能性もある。

体を痛めてしまっては、そこからフレイル・サイクルに入らないとも限らない。

運動後に摂るたんぱく質が「筋肉の材料」に

運動だけしていて栄養を摂らなければ、筋肉は逆に減ってしまう。

「食べずに運動する」というのはタブーだという前提を持ってほしい。

運動によって一旦分解した筋肉を、再構築して大きくするのが「筋トレ後の栄養摂取」だ。

筋トレを行ったら、筋肉の材料となるたんぱく質を多めに補給しよう。食べずに筋細胞を分解させたままだと再構築できず、せっかく運動しても筋肉が減ってしまう残念な結果になりかねない。

体は食事によってつくられる――これは紀元前だろうが人生100年時代だろうが、AI時代であろうが変わらない。

そこで次章は、フレイル対策3本の矢の2本目となる「食事」について説明していく。

4 章

100年時代の健康戦略②

「食事」を変える

食卓に並ぶ「品数」がとんでもなく重要だった

「これだけ食べればいい」ほど体は単純じゃない

あるお医者さんが書いた本に「○○を食べるといい」とか「△△を飲んでいれば病気知らず」と書かれていても、それを鵜呑みにするのは危ない。少なくとも公衆衛生学に携わってきた私は、乱暴な話だと感じる。

たまたまその医師や、何人かの患者さんの体質にその食品が合っていただけかもしれない。今、その人が元気でも、そのうち効かなくなったり、10年後に思わぬ影響が体に出るかもしれない。

そうはいっても日本人の国民性なのか、いろいろな健康食品が次々とブームになる。「酢が体にいい」「チョコレートのポリフェノールがいい」「朝バナナがいい」……。かつては「ダイエットになる」ということで流行が生まれていたが、超高齢化社会ではそれに加えて「健康になる」というのが大きな関心事だ。今後も「体にいい食品」の新たなブームが生まれつづけるだろう。

一つひとつの食品の効能について否定するつもりはないし、実際に効果がある食品は多い。ただし、**1品目に絞り「これだけ食べればいい」という発想は危険**だ。偏った食事になったり過剰摂取したりするのが、健康にいいはずがない。

「体にいいもの」もありすぎると毒になる

「体にいいから」と大量に食べると思わぬ弊害がある。

たとえ体にいいものでも、「毎日アーモンド10粒、豆腐を1丁、ヨーグルトもオリーブオイルも」と大量に食べていると、カロリー過剰で逆効果となってしまう。

たとえば牛乳はたんぱく質、脂質、炭水化物、ビタミン、ミネラルが含まれているバランス食品で、乳製品自体は体にいいが、何事も**「適量」**というものがある。

国立がん研究センターのデータを見ると、**「男性の前立腺がんリスクは乳製品の摂りすぎによって高まる」**とある。前立腺がんは近年増加傾向のがんで、食生活の変化が一因ともいわれており、「がんの食事療法として乳製品はよくない」という意見の医師もいる。

一方、乳製品を多く摂っても女性の場合はがんリスクが高まらないというデータもあるから一概にはいえない。

つまり、食べ物の作用は、その量によって、プラスにもなればマイナスにもなるということだ。

脂肪が多い食生活が要因の一つとされる膵臓がんも、男女ともに増えているが、「脂肪がよくない」と赤身肉ばかりを過剰に食べると大腸がんのリスクが高まる。

「じゃあ、どうすればいいのか」となりそうだが、私がここで述べたいのは、**何事も偏った食べ方をせずに、そして食べすぎにもならないように、それぞれの食品を少しずつ食べましょう**ということ。情報に惑わされて、極端な食生活をするのはやめておこう。

私たちの研究所では、食事については「栄養学」、運動については「運動生理学」の研究者、社会参加については「心理学」などの専門家がチームの一員として集まり、フレイル対策を行っている。フレイル対策には多角的なアプローチが必要で、**一人の専門家ですべてを網羅することはできない**。

また、私のように、「患者単位」でなく「社会単位」で病気に対処する公衆衛生学の医師にとって、「数十人を対象に数週間だけ実験して、効果があった」というのでは最大多数に当てはまるエビデンスにはならない。より長期的な視点が必要だ。

情報があふれているなか、その情報を選別していくのも人生100年時代に健康でいるために必要な自衛手段である。

ぜひ本章を通じて、しっかりと判断してその目を養っていただきたい。

「包括的に食べる」がどう考えても正解

10食品群のうち「7つ」を毎日食べたい

食という人間の基本的な営みは、フレイル対策の基本でもある。一日3回、毎日のことだから、正解を積み重ねて健康余命を延ばしていこう。では、どう食べればいいのか？

結論から書くと、「これだけ食べる」のではなく**「包括的に食べる」のが正解**だ。

包括的――すなわち「幅広く、なんでも食べるのがいい」といっても漠然としていて困ってしまう。そこで私たちはフレイル対策を指導する際、「**『さあにぎやか』に『いただく』**」という言葉を用いている。

「さ（魚）あ（油）に（肉）ぎ（牛乳、乳製品）や（野菜）か（海藻）」に「い（イモ）

た（卵）だ（大豆製品）く（果物）」

これは私たちの研究所の先人の熊谷修先生らが開発した「食品摂取多様性スコア」という指標を構成する10の食品群の頭文字をとったもので、「ロコモチャレンジ！推進協議会」が考案した合い言葉だ。

私たちは、「『さあにぎやか』に『いただく』」の10の食品群すべてを毎日食べつづけるのは無理があるので、**7群を毎日食べられればOK**としている。10群の中でどれがよくてどれが悪いということはない。バランスよくいろいろなものを食べる習慣が、フレイル予防には不可欠だ。

ちなみに、都市部に住む高齢者を調査したところ、毎日食べる平均の食品群数は男性で2・7種類、女性で3・6種類と少なく、多くの人が3種類以下という結果が出た。体にいいとわかっている食品でも、案外毎日は食べていないのだ。

「栄養量」という視点で食を見直す

「『さあにぎやか』に『いただく』」では、食品の数だけに注目していて、量についての配慮がない。

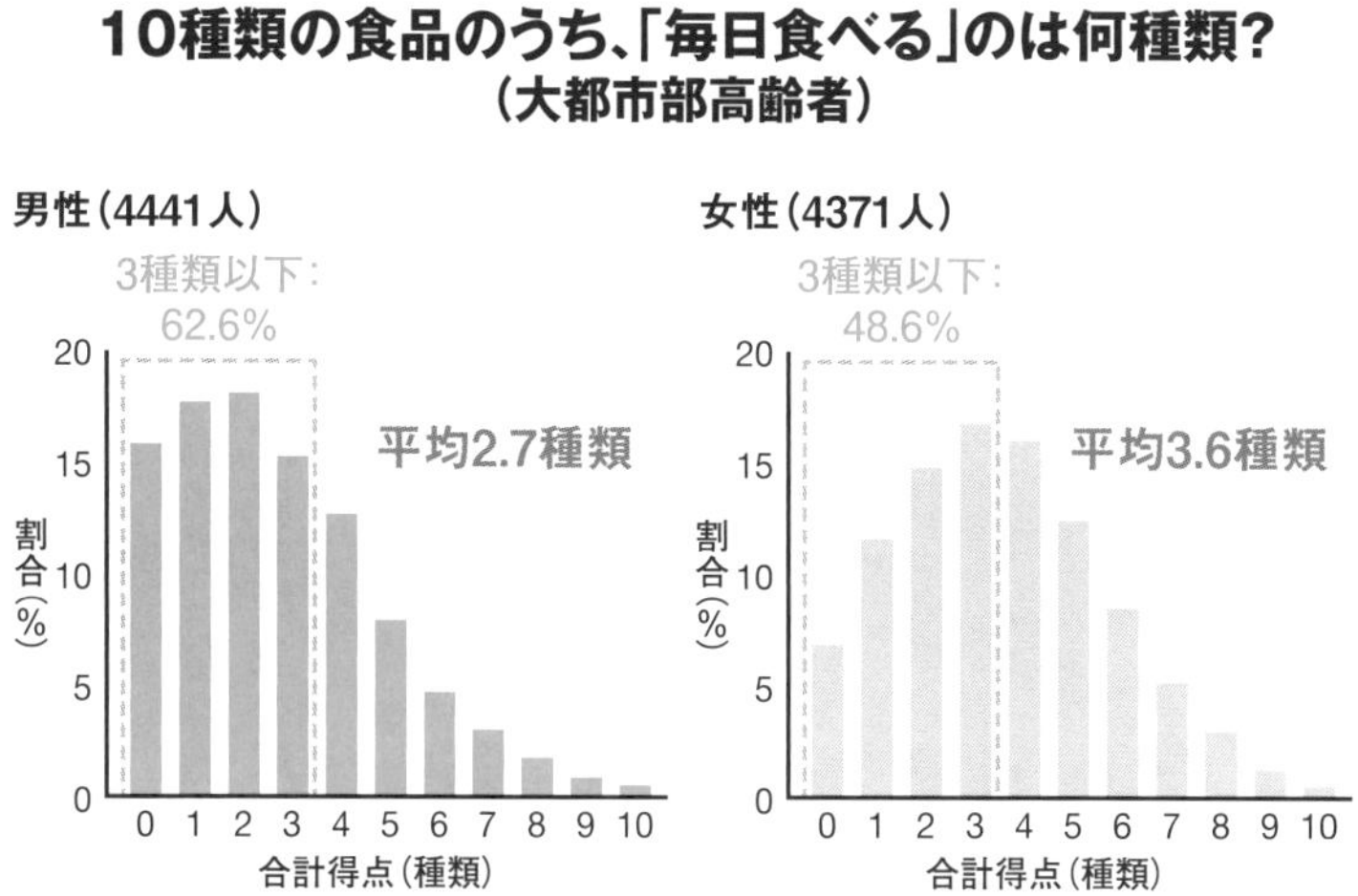

意識しないと「とても偏った食事」になる。

たとえば、「定食のみそ汁にわかめが少しだけ入っていたが、この場合、海藻類を食べたことになるのか？」といった疑問が出る。

学問調査上は、量に関係なく食品数だけで食事の質や栄養を判断していいとされるが、本書では、一定量を摂ることを含めた10種類の食品チェック表を新たに作成した。

211ページに示す「各食品の一定量」をほぼ毎日食べているかどうかをチェックしてほしい。足りている食品の数を数えて7つ以上あれば、フレイル予防に結びつくたんぱく質、油脂、ビタミン類などの栄養素が十分摂れていると考えられる。

1点注意したいのは、「炭水化物」について。

フレイル予防には、エネルギー量もある程度確保する必要がある。そこでこの10種類に加えて、**ご飯、麺類、パン類のいずれかを毎食食べる**ようにしよう。

量の目安は、ご飯なら1膳、麺類は1玉、食パンなら6枚切り1枚程度。ご飯50グラムが80㎉にあたる。体重の増減を意識しながら調節してもいいだろう。

「食の噂」の真偽を検証する

――「正しい知識」で食べる

ここからは、「よくいわれる食事のイメージ」について、先の10の食品群と絡めて検証していきたい。

単なる噂に左右されるのではなく、しっかりとエビデンスに基づいた情報を通してその真偽のほどを知ってほしい。「肉類」「炭水化物」「野菜」の順に見ていこう。

「肉」は多すぎても少なすぎても問題

「元気で長生きしたいなら、肉を食べましょう」

毎日摂ってほしい10品目の栄養量

食品の種類				
1	魚介類	（約70g）	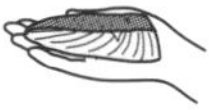	片手1つ分
2	油	（約10g）	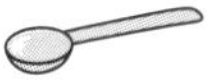	大さじ1杯くらい
3	肉	（約50g）	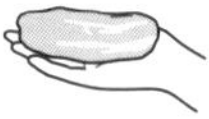	片手1つ分
4	牛乳・乳製品	（約200g）	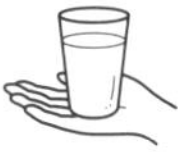	片手1つ分
5	緑黄色野菜	（100g以上）	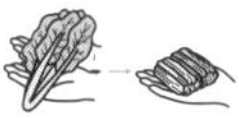	生は両手、 加熱後は片手1つ分
6	海藻類	（少量）	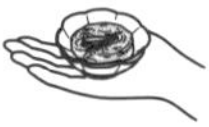	適宜　例：もずく酢
7	イモ	（約50g）	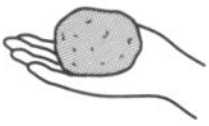	片手1つ分
8	卵	（約50g）	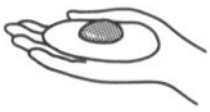	片手1つ分
9	大豆・大豆製品	（約50g）	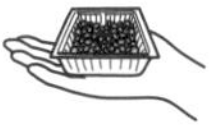	片手1つ分
10	果物	（200g）	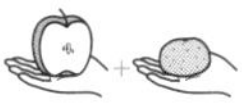	両手1つ （片手2つ）分

＋

炭水化物　毎食：ご飯1膳 もしくは 麺類1玉 もしくは 食パン1枚程度

これ自体は間違いではない。筋肉をつけるにはたんぱく質は不可欠だし、日本人、とくに高齢者は肉の摂取量が少ないから、「肉を食べる心がけ」自体はいいことだ。

だが、「とにかく肉をたくさん食べよう」という極端なやり方は決しておすすめできない。日本人の場合、**「脂が少ない赤身の肉であっても、摂りすぎたら大腸がんリスクが上がる」**というデータも出ている。

逆に「肉はコレステロールの元。脂身は危険極まりない」と、肉食を極端に避ける人もいるが、**コレステロールそのものはある程度、必要なものの**だ。

「コレステロールって悪いものでは?」と思う人もいるかもしれないが、**「多すぎるとよくないが、少なすぎてもよくない」**というのが正解だ。

コレステロールが「細胞膜」になる

なぜコレステロールが必要なのか、なぜコレステロールが増えすぎると悪影響が出るのかを理解するために、コレステロールの働きについて説明しておこう。

コレステロールは脂質の一種で、**細胞膜の材料となるほか、神経を守ったり、性ホルモ**

ンを作ったりする。つまり、体には不可欠なものだ。

とはいえ、血液中のコレステロールが増えすぎると心臓や脳内の比較的太い血管の動脈硬化が進み、心筋梗塞や狭心症、アテローム血栓性脳梗塞などを引き起こす可能性がある。

反対にコレステロールが少なすぎると、脳内のごく細い血管の壁が脆弱になり、高血圧の影響とあいまって、その血管が破れて脳出血のリスクが高まる。

つまり、コレステロールも「適量」が肝心なのだ。

少ないと「脳内小動脈破裂」の恐れが

では、どの程度のコレステロールが「適量」なのだろう?

私の恩師である小町喜男筑波大学名誉教授が、丹念に調査されている。

小町先生グループの研究によると、肉や卵などの動物性食品の摂取が極端に少なく、一方で塩蔵品や漬物、みそ・醬油などの摂取が多かった1960年代の東北地方では、血圧が非常に高い反面、血中の総コレステロール値は極端に低かった。ところが、そうした人から脳出血が多発していた。

この原因を調べたのが、元愛媛大学医学部長の小西正光先生。脳出血で亡くなった人の脳を解剖したところ、コレステロール値が低い人の脳内小動脈は、血管壁の栄養不足のために脆《もろ》くなっており、血圧の負荷がかかったときに破裂しやすい状態にあることがわかった。

当時の研究結果から、**脳出血も心臓病も起こりにくい総コレステロール値は、180〜220mg／dℓ**であることが示されている。

コレステロール値がこの範囲よりも高ければ、心臓病の危険性が高くなり、この範囲よりも低ければ脳出血の危険性が高まる、いわゆるU字型の関係性が認められているのだ。

「魚」「大豆食品」「食物繊維」で肉のデメリットを打ち消す

バター、脂身など「白く固まっている脂」はコレステロールの元だが、オリーブ油、菜種油、胡麻に含まれるリノール酸、魚に含まれるDHAやEPAはコレステロール上昇につながりにくいと覚えておくといいだろう。

高コレステロールと診断を受けている人は、医師の指導のもとで食事制限や適切な治療を続けてほしい。

それ以外の高齢者は、コレステロールを恐れて肉や卵を避けるのは、あまり意味がない。

肉を制限するのではなく、**不要なコレステロールの排出をうながす食物繊維や青魚、大豆食品を一緒に、積極的に食べたほうがいいだろう。**

そうすれば、たんぱく源が肉ばかりでなく魚も加わり、また、野菜や大豆製品もしっかり摂れたバラエティに富んだ包括的な食生活となっていく。

「コレステロール基準値」を撤廃する国も出てきた

ポリファーマシーが危惧される日本では、コレステロール値を下げる薬を長い間飲んでいる人も多いが、高齢になればなるほど、**コレステロール値が高い人のほうが長生きしているというデータもある。**

とくに高齢者の場合、コレステロール値を下げすぎると、「なんとなく元気がなくなった」という声があるのは事実だ。コレステロールや血圧は生命を維持する機能でもあるから、無理に薬で抑えつければ逆に健康を損ねるという研究者もいる。

２０１５年にアメリカ農務省と保健福祉省は、**「食事でのコレステロール制限は必要ない」**と発表。日本の厚生労働省も、「日本人の食事摂取基準２０１５」でコレステロール摂取量の上限値をなくした。

食の欧米化により日本人のコレステロール値は昔より上がっているとはいえ、平均値では心臓病が多発するレベルではない。高齢者への投薬についても、どこまで下げればよいかについて、いまだ議論が繰り返されている最中だ。

肉300gを食べて摂れるたんぱく質は「60g」

生活習慣病予防とフレイル予防の観点から、「日本人の食事摂取基準」が2020年に改定された。

注目すべきポイントは、高齢者の低栄養・フレイル予防のため、高齢者の肥満度とたんぱく質摂取量の下限値（これ以上下がらないようにしましょうという基準値）が引き上げられたことだ。つまり、やせすぎへの危惧と、たんぱく質摂取の推奨が示された格好だ。

たんぱく質摂取量の推奨量は、30～64歳男性では一日65グラム、65歳以上男性では60グラム、女性は18歳以上では年齢に関わりなく一日50グラムと示されている。

一日60グラム程度の肉なら問題なく食べられると思いがちだが、「たんぱく質＝肉」ではない。**たんぱく質を60グラム摂るためには、肉の量でいうと約5倍、すなわち300グラムの肉を食べる必要がある。**魚だと約350グラム、卵だと10個、牛乳だと約2リットルがたんぱく質60グラムに相当する。

一種類の食品を一日でこんなにたくさん食べるのは、現実的ではないだろう。そこは先ほどの表で示した「10食品群の適量摂取＋ご飯2膳と食パン1枚」で大丈夫。ちょうど一日60グラム達成となる。穀物に含まれているたんぱく質を合算してカウントするのだ。

そしてこれは、たんぱく質だけに限らない。**「包括的に食べる」ということは、無理なく必要な栄養素を摂ることにつながる。**

糖質制限時のエネルギー不足は「茶碗半分の油」相当

極端な食事法はフレイル対策では逆効果となり、大切なのは包括的な食事である――**この見地から、肉と野菜を増やして炭水化物をカットする「糖質制限」も万人にはおすすめできない。**

ダイエットとしても健康法としても人気を博しているが、**「人間が活動するためのエネルギー」**という概念も大切だ。糖質摂取を極端に減らすと、一日に必要なエネルギー量すら摂れなくなる可能性がある。

人間の体は、常にエネルギーを生み出さなければ体温すら維持できない。内臓の機能も働かず、脳が思考したり、体を動かしたりというのにもエネルギーが不可欠だ。じっとしているだけでも必要なエネルギーを「基礎代謝量」というが、成長期が最も多く、年齢とともに徐々に下がっていく。

たとえば50〜69歳の場合、体重65キロ程度の男性だと1400キロカロリー、体重53キロ程度の女性だと1100キロカロリーが一日に必要な基礎代謝量。70歳以上になると体重60キロ程度の男性で1290キロカロリー、体重49・5キロ程度の女性で1020キロカロリーが基礎代謝量で、これに日常の活動で消費されるエネルギーが加わったのが一日に必要なエネルギー量だ。

糖質から作られるグルコースは、エネルギーの大切な「原料」だ。

グルコースは本来筋肉に蓄えられているが、それだけでは十分な量はない。そこで人類は、古来から穀物、つまり米やパンのような炭水化物から糖質を継続的に摂取してきた。

農作をせず、穀物を作らない民族の主食もイモなどの炭水化物（糖質）で、そこからグルコースを摂取してきたことに変わりはない。

「糖質制限したいから、ご飯抜きで過ごそう」という人が、一日量の白米と同じカロリーを摂ろうとしたら、茶碗半分の油（約90cc）が必要になる。

一日3食ごとにご飯の代わりに、大さじ2杯分（約30cc）の油を摂る——これが果たして健康的といえるだろうか。

炭水化物を摂らずに、たんぱく質と油脂だけでそれだけのエネルギーを摂ろうとしたら、かなり偏った食事にならざるを得ないだろう。

とくに**高齢者にとって、ご飯は食べやすいエネルギー源**だ。ご飯をすべて肉類や油脂類に置き換えた食事は、高齢者には無理があると思われる。

白米には「減塩効果」がある

糖質が問題視されるのは、**現代の食生活では過剰摂取になるため**だろう。

歴史的に見れば、パンや米という主食が十分に食べられるようになったのはごく最近だし、甘い飲み物や菓子など、糖質のかたまりのような食品を日常的に大量に食べるようになったのは、ここ半世紀くらいのものだ。

糖尿病の人や血糖値が急激に変動する人は、糖質制限の効果はあるので医師の指導を仰いでほしいが、それ以外の人が「糖質＝よくないもの」と排除する必要はないし、白いご飯も食べていい。塩分が多い日本食の中で、**塩が含まれていない米（ご飯）を一定量食べ**

ることは、減塩にも役立つ。

さらに見落としがちなのが、**「ご飯やパンには植物性たんぱく質が豊富に含まれている」**という点だ。仮に、一日にご飯2膳と食パン1枚を食べると、それだけでたんぱく質が13グラムも摂れる。

食事には「世代傾向」がある——高齢者は「乳」「野菜」「果物」をよく摂取

10の食品群を、バランスよく食べるのが栄養戦略上最良のフレイル対策だ——これに関連して興味深いデータがある。

若年者（18～29歳）と前期高齢者（65～74歳）、後期高齢者（75～98歳）の男女計4839名に、10の食品群のリストを配布。ほぼ毎日食べる食品に丸をつけてもらった。若年者のデータは、東洋大学食環境科学部の吉﨑貴大氏らの研究グループが学生を対象に調査した結果だ。高齢者のデータは、私たち研究チームの横山友里研究員が地域住民を対象に行った調査結果から分析した。

たとえば、「朝食がヨーグルト・果物・パン・コーヒー、昼食が肉うどん、夕食がご飯・わかめと豆腐のみそ汁・焼き魚・サラダ」であれば、先ほど挙げた10食品群のうち、卵とイモ以外の8品目を食べていることになる。

調査の結果、**高齢者が毎日必ず摂っているものは、牛乳（ヨーグルトなど乳製品も含む）と緑黄色野菜と果物類が多い**ことがわかった。

「乳製品」を毎日摂っている若年者が男女ともおよそ30％なのに対し、前期高齢者の男性ではおよそ40％。前期高齢者の女性と後期高齢者の男女は、およそ50％が毎日牛乳を飲んだりヨーグルトを食べたりしている。

「緑黄色野菜」を毎日摂っている若年者は、男性約39％、女性44％。男性高齢者だと前期は42％、後期は47％。女性高齢者だと前期60％、後期59％となる。つまり、**若者より高齢者が、そして男性より女性が野菜を積極的に食べている**といってよさそうだ。

また、毎日「果物」を食べている若年者は男性約17％、女性23％に対し、男性高齢者は前期約43％、後期54％。女性高齢者だと前期約65％、後期68％なので、**高齢者、とくに女性は果物もよく食べている**とわかる。

この結果を見ると、高齢者は食事に十分気をつけて多様な食品を摂っている人が多いことがわかる。ただし、問題が2つある。

一つは先ほど述べた「栄養量」という問題。毎日摂っていたとしても、その量が十分かどうかは残念ながらこの調査では見えてこない。高齢になるほど、食は細くなりがちで、量がこなせているかどうかは疑問だ。

もう一つは調査で得た数字はあくまで〝割合〟で、一見満遍なく食べている後期高齢者の中にも十分に食べられていない人が一定数いるということ。とくに**80歳を過ぎてから**は、頭では多様な食品を食べる大切さを理解していても、体がついていかなくなることで、買い物や料理がおろそかになり、単調な食事になってしまう人も増えてくる。

この域に達すると、高齢者本人の努力だけで毎日7品目を達成するのは難しい。だからこそ、時には周囲の人の助けも借りながら、極力品目数を減らさないようできる範囲で心がけてほしい。

同時に、社会システムとしても多品目摂取をバックアップしていく必要がある。本人の自助努力をベースにまわりの協力が加われば鬼に金棒で、いくつになってもフレイルになりにくい食生活となるのだから。

全世代中、「男性・前期高齢者」で最も心配な結果が出た

また、男性の前期高齢者も強く注意をしてほしい。

なぜなら、**多くの品目において若年者、それに女性の前期高齢者、男女ともに後期高齢者より「毎日摂る」と答えた人の割合が少ない**からだ。

肉や卵、イモ類、海藻ではその傾向が顕著に表れている。

各食材を「ほとんど毎日食べる人」の割合（年代別）

	若年者（18－29歳）		高齢者（65－74歳）		高齢者（75－98歳）	
食品群	男性 829人	女性 780人	男性 969人	女性 1092人	男性 632人	女性 537人
魚介類	16.3	17.2	26.6	32.9	38.0	37.7
肉類	35.2	34.1	23.3	34.6	27.0	30.0
卵類	34.6	34.9	34.4	39.2	40.9	46.9
牛乳	33.0	28.7	41.7	50.4	49.9	48.9
大豆製品	28.6	27.9	38.6	46.7	41.5	48.2
緑黄色野菜	38.6	44.0	42.4	60.1	46.6	58.9
海藻	18.2	15.6	17.2	21.7	21.9	23.7
イモ類	16.4	14.5	8.7	14.8	12.3	16.8
果実類	17.2	22.5	42.9	64.8	54.4	67.6
油脂類	27.8	35.8	34.6	55.2	30.2	45.6

数字は%で表す（「ほとんど毎日食べる」と答えた人の割合）

「高齢者のほうが野菜を摂っている」という全体的な傾向があるとはいえ、年齢・性別で区切った場合、男性の前期高齢者には少し心配な傾向も見えてくる調査結果だ。

「ビタミンB」が脳を元気にする

果物や野菜を欠かさない人の中には、「ビタミン」を意識している人も多い。たしかに「微量栄養素」ともいわれるビタミンやミネラルは、その名のとおり食べ物に含まれる量はごくわずかだが、影響力は大きい。

たとえば胃の手術をした人、とくに全摘出した人は、ビタミンB12欠乏症になりやすい。胃から分泌されるビタミンB12を吸収する内因子がなくなってしまうためだ。

そして**胃の手術後、記憶力が衰えたり、認知症的な症状を示したりするケースは、臨床的に珍しくない。なぜならビタミンB12は認知機能と関係しているから**だ。

また、ビタミンB1は糖質を脳のエネルギーに変えたり、ビタミンB6は脳の神経伝達物質と関わりがあったりと、総じて「ビタミンB群」は脳の元気を保つうえで欠かせない。

ミネラルも、私たちの体の臓器や組織の反応を円滑に働かせる元素で、ビタミンと併せて健康を保つうえで大事な役割を果たしている。

「イモ」「海藻」はビタミン源として野菜に匹敵

「ビタミン＝野菜や果物」と思われがちだが、じつは様々な食品に含まれている。

たとえば10の食品群のうち、毎日食べられている割合が一番低い**「イモ類」は、糖質のほかに、ビタミンとミネラルが含まれている**。

皮を剥いたり茹でたりと調理に手間がかかるかもしれないが、「イモは糖質で太るから」という理由で敬遠していた人は、認識を改めていい。

イモ類は食物繊維も豊富だから、便秘予防となって腸の働きを助けるし、血糖値の急上昇を抑止する効果も期待できる。

同じく「どういう栄養があるのかわからない」というイメージがある**海藻はカロリーが少なく、ミネラルと食物繊維が豊富**だ。青のり、アオサなど**葉緑素がある「緑色の海藻」には、カリウム、マグネシウムなどのミネラルが含まれている。**マグネシウムは血管を拡張したり血栓を作りにくくしたりするので、高血圧予防にもなる。

焼き海苔6枚（最もポピュラーな長方形の焼き海苔。8切6枚3グラム）で牛乳200ccの8倍の鉄分、3倍のビタミンB12とビタミンK（血液の凝固作用に関与）、5倍の葉酸（ビタミンB群の一つ）、3倍のビタミンC（抗酸化作用）が含まれている。

「海藻を食べると髪がふさふさになる効果」は残念ながら証明されていないが、フレイル予防として積極的に摂取する価値は大いにある。

ビタミンDは「骨」を強くする

脳の元気にはビタミンB群が関わっているが、フレイル対策として忘れてはならないのは**「ビタミンD」**だ。

なぜなら、**骨を作るカルシウムは、ビタミンDとともに摂取しないとうまく吸収されない。**骨がもろくなると、体の動きが阻害されやすい。「骨が曲がる」「骨粗しょう症」「骨折」と、いいことは一つもない。

ビタミンDが多く含まれているのはサケ、イワシ、サンマ、カレイ、ブリ、しらす干しなどの**「魚」**だ。たんぱく質もカルシウムもビタミンDも入っている魚は、食品として非常にバランスがいい。

骨ごと食べられるイワシやしらす干しにはカルシウムも豊富に含まれているから、一石二鳥ならぬ一魚二骨だ。「肉食＝健康長寿」という思い込みは捨てて、「魚食」も続けたほうがいい。

ビタミンDの含有量は少なくなるが、干し椎茸やキクラゲなど、乾燥させたキノコにも含まれている。

また、ビタミンDは紫外線を浴びることにより体内で生成されるため、北欧など、日照時間が短い国にはビタミンD欠乏症の人が多い。太陽を浴びる時間が少なくなる冬場は、とくにビタミンDを意識して増やすといいだろう。

日光を浴びることで活性化されるビタミンDは、がんを予防する効果もあるという。

たんぱく質は「微量栄養素」とセットで体のためになる

フレイルの予防として筋肉をつけるにはたんぱく質が必要だが、それだけでは足りない。

ビタミンとミネラルという「微量栄養素」が重要な役割を担っている。

三大栄養素であるたんぱく質、脂質、炭水化物は「多量栄養素」であり、それに「微量栄養素」であるビタミンとミネラルを加えたものが栄養学でいう**「五大栄養素」**だ。**私たちの体には、多量栄養素と微量栄養素の両方が必要**だということを認識してほしい。

たとえば、「筋肉を作るには肉がいい」と肉だけ食べていても効果は薄い。たんぱく質が筋肉になるにはビタミンBが重要だから、「肉＋野菜」が基本だ。

豚肉にはビタミンBが含まれているが、**ビタミンBが豊富なサツマイモ、ブロッコリーなどを一緒に食べたほうが筋肉を増やす効果がある。**

サツマイモには抗酸化作用があるポリフェノールも含まれているし、ビタミンCも豊富だ。ジャガイモもビタミンC含有量が多い。

日本人は塩分過多になりやすいが、ミネラルの一つであるカリウムには、ナトリウムを排出する働きがある。筋肉と神経の連絡を助けたり、細胞に栄養素を送ったりと「連係」の役割も果たしている。そしてイモ類には、カリウムも豊富に含まれている。

「食事は包括的にバランスよく」というのは科学的に見ても理にかなっている。「たんぱく質＋微量栄養素」はセットにしておこう。動物性食品に加えて、色の濃い野菜や果物を食べることで真に効果的な栄養摂取を実現できる。

図を参考に、適量をバランスよく食べるようにしよう。

いずれにせよ、微量栄養素は大切だ。

フレイル対策としては、次のポイントを覚えておこう。

大前提：「品目数の多い食事」を心がける
ポイント①：「たんぱく質＋ビタミンB」（肉、卵、魚、大豆製品＋野菜類）で筋肉を維持する
ポイント②：「カルシウム＋ビタミンD」（魚、乳製品）で骨の健康を
ポイント③：「イモ類や海藻類にもビタミン・ミネラルは豊富」と心得る
ポイント④：「炭水化物」の摂取も忘れずに

「サプリメント」は食事ではない

フレイルについての講演でビタミン、ミネラルなどの微量栄養素が大切だという話をす

包括的に食べて栄養不足を防ごう

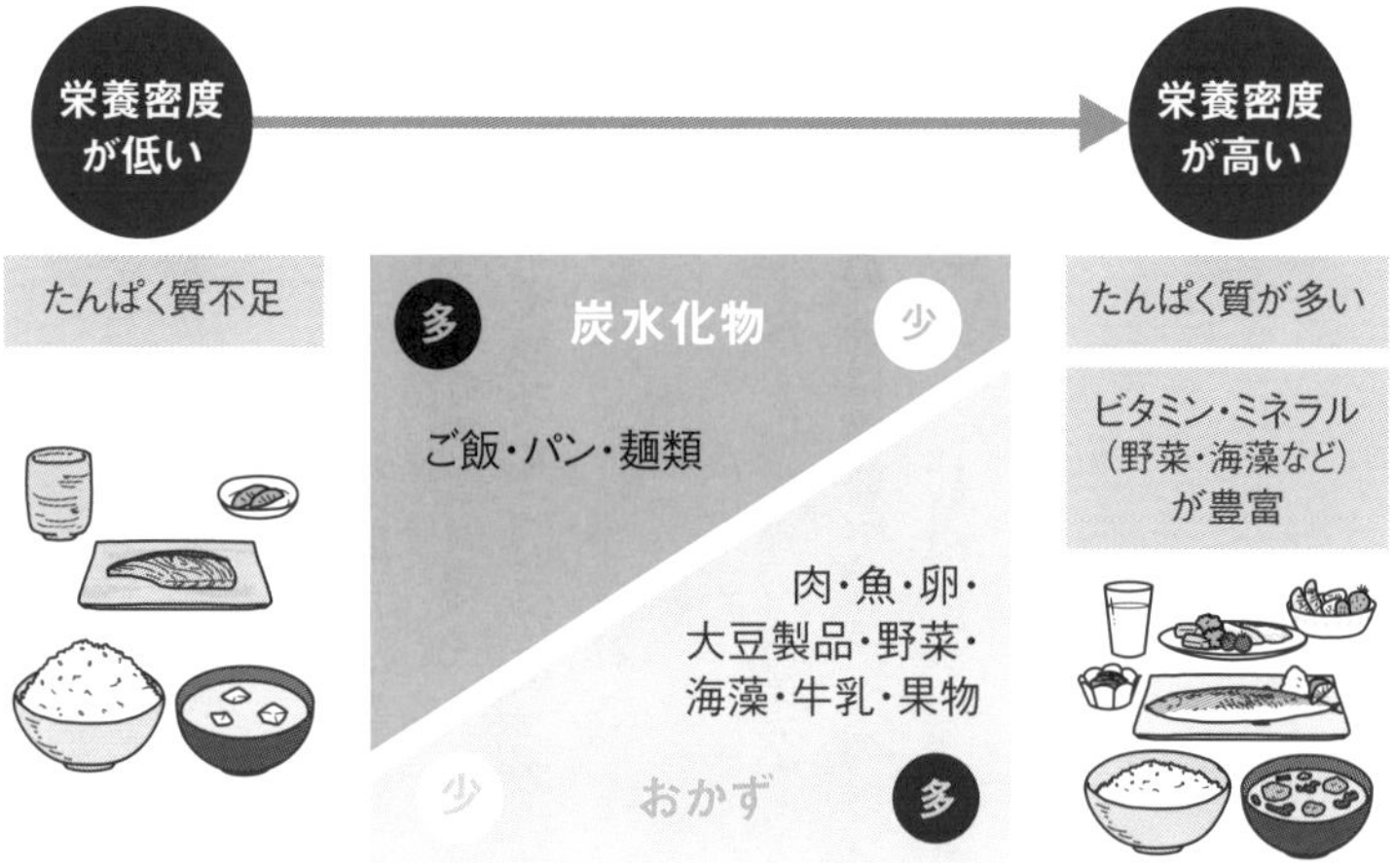

出典：東京都健康長寿医療センター研究所『健康長寿新ガイドライン　エビデンスブック』

ると、質疑応答の時間には決まって**「サプリメント」**のことを聞かれる。

また、今は様々な栄養補助食品が発売されている。

「『ビタミンD添加の牛乳』『カルシウム強化の牛乳』は、フレイル対策になりますか？」

私の正直な回答としては、「バランスよく食べていれば、サプリメントも栄養補助食品も必要ない」となるのだが、健康意識が高い人にとってはなかなかそうもいかないのだろう。

自分がしっかりと栄養を摂れているか不安になったり、「この食事なら大丈夫！」というお墨付きがほしくなったりする気持ちはよくわかる。

「検査して、自分の栄養バランスを数字で知りたい」という人もいる。

研究レベルでは血液からビタミン値などを測ることは可能だが、費用と設備の問題から、**一般の人の血液中の栄養素量を調べるのは現実的には難しい**。

サプリメントや栄養補助食品に関しては、「本来の食事が十分に摂れなくなったときに必要な栄養素を一部補給するもの」という認識で取り入れるのがいいと思う。

ただし、**「栄養補助食品だけ摂っていれば大丈夫」というのは、やめておこう**。「これさえ食べれば大丈夫」というものは、存在しないのだから。

サプリメントについては、持病がある人・服薬している人は、かかりつけ医に相談してほしい。**人間の体は複雑で、一つのことが思わぬところに影響を与えたりする**。

ポリファーマシーの観点からいっても、私個人としてはできるだけ食品から栄養を摂ることをすすめたい。

フレイル研究者として断言できる「いい食べ方」

「朝食」「昼食」が高栄養な人はフレイルが少ない

フレイルと栄養に関しての知識を一通り押さえたところで、実際の食事を考えていこう。

「『さあにぎやか』に『いただく』」は、10群の食品をできるだけ毎日食べるようにしましょうという標語だが、1食だけでそれをやろうとするのは難しい。

そこで朝・昼・晩と、3食で満遍なく摂取したほうがいい。**「『朝』と『昼』の栄養摂取の割合が高い人はフレイルが少ない」という調査データもある。**

ところが、実際の高齢者の3食のバランスがどうなっているかといえば、「朝は軽く、昼は手早く、夜にしっかりと」というパターンの人が多い。

肉や魚といったたんぱく質は夜に一度だけで、朝食はパンとコーヒーにヨーグルト程度。

昼は麺類で手軽に済ませる。その分、夜にしっかり肉や魚を……高齢者に限らず、これは日本人の食習慣なのかもしれない。

だが、こういう食べ方だと、必要なときに利用されるたんぱく質と微量栄養素が不足してしまう。

朝と昼が糖質（炭水化物）ばかりに偏ってしまうのだ。

筋トレはできるだけ日中に行ってほしいことは前述したが、人間の筋肉は特別な運動をしていなくても、活動しているかぎり、常に細胞分解と合成を繰り返している。したがって筋肉の材料となるたんぱく質と微量栄養素は、活動している日中にこそ必要となる。**朝と昼に、肉や魚、大豆食品を食べたほうがいい**のだ。

「夜にガッツリ食べる」という食習慣は、夜眠っている間の内臓脂肪蓄積につながるので、年齢を問わずおすすめできないが、とくにフレイルを意識しはじめる年齢になったら積極的に変えていくほうがいいだろう。

野菜は「調理」したほうが栄養が摂りやすい

「野菜は新鮮なほうがいいし、ビタミンを摂るには生のほうがいい」といわれる。

たしかに旬の野菜は栄養価が高いし、ビタミンやミネラルの中には、加熱によって分解してしまうものもある。その点、生野菜なら安心だ。

しかし、生野菜には**「量が食べられない」**という問題がある。日本では「野菜を一日350グラム摂りましょう」と推奨されているが、これを全部サラダなどの生野菜で摂るとなると、かさばってなかなか食べられたものではない。

生野菜だけでなく、火を通して嵩《かさ》を減らした野菜も適度に摂るほうが、食べやすいうえにメニューにもバラエティが出るだろう。

また、ビタミンやミネラルは野菜の細胞に含まれているので、**まずは細胞膜を壊さないと外に出てこない**という研究もある。噛むことでも細胞膜は分解されるが、加熱は効率よく細胞膜を壊しながら食物繊維を残し、さらに食べやすくできる。

国の指針では、「70グラムの野菜料理を一日5皿分摂りましょう」と示されている。具体的な例でいうと、野菜炒め140グラム（2皿分）＋ほうれんそうのおひたし70グラム＋野菜サラダ70グラム＋かぼちゃの煮物70グラムで350グラムだ。

これだけの量を生野菜で、というのは現実的ではない。

「みそ汁」は一日1、2杯にする

「塩分過多を避けるために、みそ汁は汁を残して具だけ食べたほうがいい」という指導がある。

その一方で、「みそ汁に入れた野菜のビタミンやミネラルは汁の中に溶け出ていて、野菜そのものにはあまり残っていない」という研究もある。

両方の間をとって、「野菜をたくさん入れて、みそと汁は少なめのみそ汁がいい」と私は思うのだが、デメリットばかりでなくみそは発酵食品としての効用も多いので、断言は難しい。

まず、みそ汁は**「一日1杯」**が目安だ。具沢山にする、あるいは薄味にするなどの配慮をするなら2杯でもいい。

ここで大切なのは汁を残すにしろみそを減らすにしろ、**「塩分を減らす」**ことで、これはみそ汁に限った話ではない。**みそ汁やスープをいくら薄味にしても、何杯も飲んでしまったらトータルの塩分量は上がってしまう。**当たり前だが忘れがちなことなので、注意したい。

日本人の血圧が高いことはよく知られているし、日本の食習慣上、高血圧につながる塩分摂取量が多くなりがちだ。

動脈硬化がもとになって脳卒中や心筋梗塞が起こる際、「太い血管にコレステロールがたまって詰まる」ケースと、「末梢にある細い血管が高血圧によって破れたり詰まったりする」ケースがある。

太い血管は内膜・中膜・外膜という三層構造になっているが、細い血管は薄い内膜だけで非常に弱い。太い血管がゴム管なら、細い血管は薄いビニールでできた管のようなものだ。

細い血管は、血圧が高いとすぐに劣化して動脈硬化になりやすい。**もろいので血圧が急激に上昇すると裂けてしまう**。

とりわけ、日本人の脳卒中は、太い血管の先端にある細い血管が破れたり詰まったりして起きることが多い。だから、血圧にはとりわけ注意が必要なのだ。

女性は女性ホルモンの関係で血圧がある程度コントロールされているが、**閉経後は男性同様、高血圧になるリスクが増える**ので、高齢者は男女を問わず注意が必要だ。

徐々になら「薄味」に無理なく慣れる

繰り返し述べてきたとおり、血圧は健康のバロメーターであり、健康のベースだ。100年という長い時間を生きていくには、血圧を正常にコントロールしていくことは非常に重要だ。

血圧は年齢に関係なく、「上が120㎜Hg未満、下が80㎜Hg未満が正常値」とされているが、**高めでも逆に活力がみなぎっていたりして、自覚症状が出にくい**。「少々高いくらいがいい」ともいわれるが、「少々高い」が一足飛びに「危険なくらい高い」に容易に移行してしまうのが怖いところだ。

高血圧が常になり、動悸、息切れという心疾患の自覚症状が出てくる頃は、すでに心臓にダメージがおよんでいる可能性がある。脳出血も自覚症状がなく、「気がついたときは血管が破れて病院のベッドの上」ということも珍しくない。

そんな血圧コントロールに欠かせないのが**「塩分コントロール」**であり、味には「慣れ」という部分もあるから、若いうちから薄味に慣れておくに越したことはない。**塩分コントロールは年齢を問わず、人生100年時代の日本人の課題**といっていいだろう。

「薄味はおいしくない」という意見もあるし、私たちは普段食べているラーメンのスープをお湯で薄めればすぐに気づいて、なんとも物足りなく感じる。

だが、それが段階的だとわからなくなるらしい。

一週間に5％ずつ減塩したパンを6週間にわたって食べてもらうというイギリスの実験がある。実験参加者に気づかれないよう段階的に減塩をし、最終的に25％まで下げたのだが、減塩されたパンを食べても「味が変わらない」と参加者たちは答えたという記録が残っている。

これを受けて、イギリスは国をあげてパンメーカーと協力して減塩政策を実施。2％から開始して、7年かけて20％の減塩に成功した。

歳をとると「塩気」に鈍感になる

私は以前、大阪大学大学院生だった久藤麻子氏とともに、塩分の味覚感度調査を行ったことがある。調査対象者は秋田県と大阪府の住民である。

東北には塩気の強い食文化が根付いている。そこで、「東北の人ほど塩気に慣れていて塩辛さを感じにくい。この味覚の違いにより、東北の塩分摂取量が多い理由が説明できる」と仮定し、大阪の人と比較調査した。

減塩のみそ汁では、塩分濃度は0・6〜0・8%が適当とされる。そこでこの調査では、0・1〜1・6%の塩分濃度のろ紙を順に舌にのせ、何%から塩気を感じるかというテストをした。

その結果、塩分味覚感度の中央値（全体の半数の人が感知できた塩分濃度）は、男女ともに20〜40代では0・2%だったが、50代以上になると変化していた。男性では50代で0・8%、60代で1・0%、70代では1・4%と高くなり、**塩分を感じる力は年齢とともに鈍感になっていたのだ。**男性の場合、喫煙も味覚低下に関連していた。

女性では、50〜70代ではいずれも0・4%であり、男性よりも味覚感度は敏感さを保っていることがわかった。

「調味料」はかけるかつけるかで食塩量が違ってくる

この調査で最も驚いたことは、**味覚感度は秋田と大阪で明らかな差がなかった**ことだ。

私たちが当初立てた仮説をもう一度振り返るとこうだ。

「秋田県の住民は普段から塩分の濃いものを食べているから、塩辛い味に慣れた結果、味覚感度が鈍くなっているのでは？　味覚感度が鈍くなった結果、塩分摂取量が多くなっているのではないか」

塩分調節のコツ

「塩分を多く含む食品」を控える

漬物、佃煮は一日1回まで。小皿にとって食べる。干物などの塩蔵魚、加工食品などを食べる量・回数を減らす。

まずは「味」をみる

味をみないうちから、醤油やソースをかけない。
また、**「かける」より「つける」ほうが、食塩の摂取量が少量で済む**。

「酸味」「香味」「香辛料」などをプラスする

酢や柑橘類（レモン、すだち、ゆずなど）、香味野菜（しそ、しょうがなど）、香辛料（カレー粉、こしょう、わさび、辛子など）を利用して味にアクセントをつけ、薄味を補う。

「汁物の量」に気をつける

みそ汁などの汁物は、具だくさんにすると汁の量が減らせる。
麺類の汁は全部飲まないで、残すようにする。

食べすぎないようにする

せっかく薄味を心がけていても、多く食べれば摂取する食塩量は多くなる。

「アルコール」を減らす

ビールであれ、日本酒、焼酎、ワインであれ、ツマミ類でどうしても塩分が過多になってしまう。その結果、「のどが渇いてアルコールが進む」→「またツマミを食べる」という悪循環に陥る。

「徐々」に取り組む

減塩を続けるコツは「徐々に塩気を減らす」こと。

このいずれの仮説も正しくないことがわかった。この調査結果の結論は、「**塩分摂取量の地域差は、塩分味覚感度で決まるのではない**。その土地の食文化や生活習慣、そして性別や年齢によって決まる」ということだ。

性別や年齢は変えられないし、その土地の食文化も大切なので、減塩するためには、個人の食習慣で変えていくしかない。

地域を問わず、私たちが摂取している塩分の大部分は調味料なので、塩、醤油以外にも、みそ、ソース、ケチャップ、ドレッシングなどを徐々に減らしていくといい。お酢やこしょう、スパイスなど塩分を含まない調味料で工夫してもいい。

手軽に動物性たんぱく質が摂れることから、朝にチーズ、ハム、ソーセージを食べる人も多い。しかし、**加工食品には塩分が多い**ことを知っておこう。

毎日ではなく、日によっては違うものを食べるなど工夫するといいだろう。

「夜の塩分摂取」で睡眠中、血圧が高いまま

とくに注意したいのは、「夜の塩分摂取」だ。

夜寝る前に塩分が多いものを食べると翌朝の血圧が高めになる。なぜなら、塩辛いものを食べて血液中の塩分濃度が高まると、浸透圧などの関係で血管に水分をひき込もうとするからだ。

すると、血液量が増えて血圧も高くなる。眠っている間は水分の排泄もあまり行われないので、ずっと血圧が高いままになってしまう。また、利尿作用が強く働いて、寝ていてもトイレに立ちたくなって睡眠の質が落ちる。いいことは何もない。

お酒もまた、早朝に血圧が上がる「早朝高血圧」の原因となる。

アルコールが代謝される過程で、睡眠が不安定になり、交感神経優位になって血圧が上がり、睡眠の質が下がる。鼻粘膜がむくむことで、いびきもかく。

塩気の多いものを肴にお酒を飲むのは、「たまに楽しむ程度」にしておこう。

「早食い」はいいことが一つもない

健康余命を長くしていくためには、血圧だけでなく血糖値のコントロールも重要だ。甘い飲料は急激に血糖値が上がる「血糖値スパイク」につながるが、食事によっても同じことが起きる。

ときどき私自身も血糖値モニターを24時間2週間連続で装着し、血糖値の変動を測ることがある。何時にどのような食事をしたかも記録し、「食べ物と血糖値の変化の関係」を自分を実験台にして観察しているのだ。

すると、同じようにモニターをつけた30代の女性医師の血糖値は一日を通してわずかな変動だったのに対して、**50代であった私は変動が激しかった**。食後の高血糖が認められたのだ。

このように**血糖値は、加齢とともに変動が起きやすくなる**。

若い頃は「炭水化物を食べて血糖値が上がってくる」タイミングですかさず膵臓からインスリンが適量出て、血糖値の急上昇を抑えてくれるが、中年以降になるとインスリン分泌がワンテンポ遅れて血糖値がかなり上がってしまう傾向が出てくる。

もちろん体質によるところも大きく、中年以降でカレーライスの大盛りを食べても血糖値が上がらない人もいるが、自分がそのようなスペシャルな体質かどうかはなかなかわからない。

そして、**血糖値の変動には、「食べ方」も大きく関わっている**。長い空腹時間を経ると低血糖をきたすことがあり、そのタイミングで食事を摂ると、血糖値は急上昇する。

とくに、**空腹のあまりかきこむように早食いをした場合は、血糖値が急上昇する**。

ビジネスパーソンであれば、朝食は簡単に済ませ、昼食は、仕事の緊張などで神経が興奮している状態のもとで短時間で一気に摂ることもあるだろう。

そば、カレー、丼ものなど、炭水化物が多めで品数は少ない。そのような食べ方をすると、腸での吸収が急激になり、血糖値スパイクが起こりやすい。すると、血管に負担がかかり、動脈硬化が進む。

逆に、仕事を終えてゆったりした気分での夕食は、血糖値はさほど上がらない。夕食は食事量が多い分、食品の種類も多いはずだ。つまり、血糖吸収を抑えてくれる糖質以外の多様な食品が含まれているということだ。

それらを比較的時間をかけて摂るために、血糖値の上昇が緩やかになるのかもしれない。

食事はよく味わい、楽しんで食べるのがいい。

食は文化であり、人は「体にいいから」という理由だけでものを食べているわけではない。できれば誰かと会話をしながら食べるといい。話していたら食べるスピードもゆっくりになるだろう。

「さあにぎやかに」というのは、血糖値スパイクを引き起こす早食いを避けるコツでもあるのだ。

そして家族と食べるのはもちろんのこと、年齢を重ねても、時には近所の人や友人と食事を共にする機会も持っていたい。

それが人とのコミュニケーション、ひいては社会参加につながる。

それこそが、3本目の矢「社会参加」になるのだ。

5章

100年時代の健康戦略③

「生活」を変える

「外出」「人付き合い」の有無が体をよくも悪くもする

ドリルより趣味を楽しんだほうが「記憶力」に効いた

2017年の経済産業省の健康寿命延伸産業創出推進事業「地域の実情に応じたビジネスモデル確立支援事業」のうち、私たちは北九州のドラッグストアのプランに協力することになった。

具体的にはドラッグストアの顧客の高齢者を対象にしたフレイル予防教室を開催し、その一環として、生涯学習企業も加わって〝趣味の講座〟を採り入れた。切り絵、オカリナといったプログラムを用意し、高齢者同士がワイワイと交流しながら学ぶスタイルだ（2章と同じ調査）。

翌2018年には、教室に集まってもらうのは同じだが、一人ひとりにドリルを配布して各自、取り組んでもらった。計算や熟語問題など、いわゆる脳トレになるような〝大人のドリル〟だ。

それぞれの年で講座終了後に参加者の認知機能を調べたところ、**記憶力などの認知機能が向上していたのは「趣味の講座」の受講後**だった。

頭を使うドリルを一人で解くより、みんなで楽しみながらオカリナの練習をしたほうが

脳の働きがよくなったのだ。

人との交流によって脳全体が活性化されて、記憶力についてもいい効果が出たのではないかと考察している。

「外出の有無」で健康余命が変化する可能性

「つながりのある人」は2年後のフレイル率が低い

私たちの研究データを見ると、**何かしら社会参加をしている人はフレイルになりにくい**ことがわかっている。

フレイルでない高齢者約5400人を2年間追跡した結果、社会参加活動を月に1回以上行っている人は、そうでない人に比べて、2年後のフレイル出現リスクが約2分の1に抑えられていた。

世の中との関わりを持つことは、健康余命を延ばすうえで不可欠だということだ。

では、健康余命を延ばすような「社会参加」とは何を指すのだろうか？

「就労」は最もベーシックな社会参加だ。人生１００年時代、長く働きつづける人はすでに増加傾向にある。社会参加の機会も伸びているといえる。

だが、**永遠に働きつづけるのは無理がある**。仮に70歳でリタイアしたとして、それから20年近くは仕事以外の社会参加が選択肢となる。

また、職業を持たない専業主婦が社会参加をしていないわけではない。仕事以外にも社会参加はいくつもある。


働く以外では、社会参加は次のようなものになる。

①友人、近所の人や親戚との「付き合い」
②町内会、自治会、老人会など、友だちではない「グループでの交流」
③「趣味・稽古事」
④「ボランティア活動」

つまり外に出て何かしらの活動をし、人とつながってコミュニケーションをとることが社会参加であり、これこそフレイル対策の３本目の矢だ。

そして、活発に社会に参加していればいるほど、フレイルリスクに加えて認知症リスクも下がる。

つながりは「第3の資本」である

経済学では、人には2つの資本があると定義されている。

①「物的資本（Physical Capital）」金、モノ、財産
②「人的資本（Human Capital）」その人が持つ知識、仕事などの能力、経験値

そして今は、もう一つの資本が大切だとされている。

「社会資本（Social Capital）」だ。

公衆衛生学では、地域の人々の信頼関係や助け合いといった地域力が社会的な資本になるととらえている。地域の組織やネットワークといった「形のある社会資本」もあれば、他人や地域に対する信頼、認識など「形のない社会資本」もある。

交流できる場や人とのつながりは、高齢者一人ひとりにとってはフレイル予防にも生きがいにもなる個人的な社会資本である。

また、地域の高齢者がコミュニケーションをとり合うことは、その地域全体の健康状態を改善していくので、「社会の財産」になるという考え方だ。

「外出のしかた」で死亡率は変動する

社会参加には、**「一人で外出できるかどうか」**が大きく関わってくる。

筋力が衰えたり、病気をして心身機能が低下すると、介助者なしに出かけられなくなり、人と交流するチャンスが減ってしまう。

その意味でも、筋力の維持と病気の重症化予防は不可欠といえる。


だが、心身ともに一人で外出できる健康状態であっても、出かけない人もいる。

このように、外出が週平均1回以下の人のような**閉じこもり高齢者の2年後を追跡調査したところ、閉じこもっていない高齢者に比べてフレイルが進行している**という研究がある。**歩行障害リスクが3・2倍、生活力低下リスクが2・85倍、要介護リスクが1・52倍、認知機能障害リスクが3・05倍も高くなっていた**のだ。

ここでは、外出を「買い物、散歩、通院などで家の外に出る行動。庭先やゴミ出し程度の外出は含まない。ただし介助されての外出は含む」と定義したうえで、その頻度を「毎

閉じこもりの2年間の予後

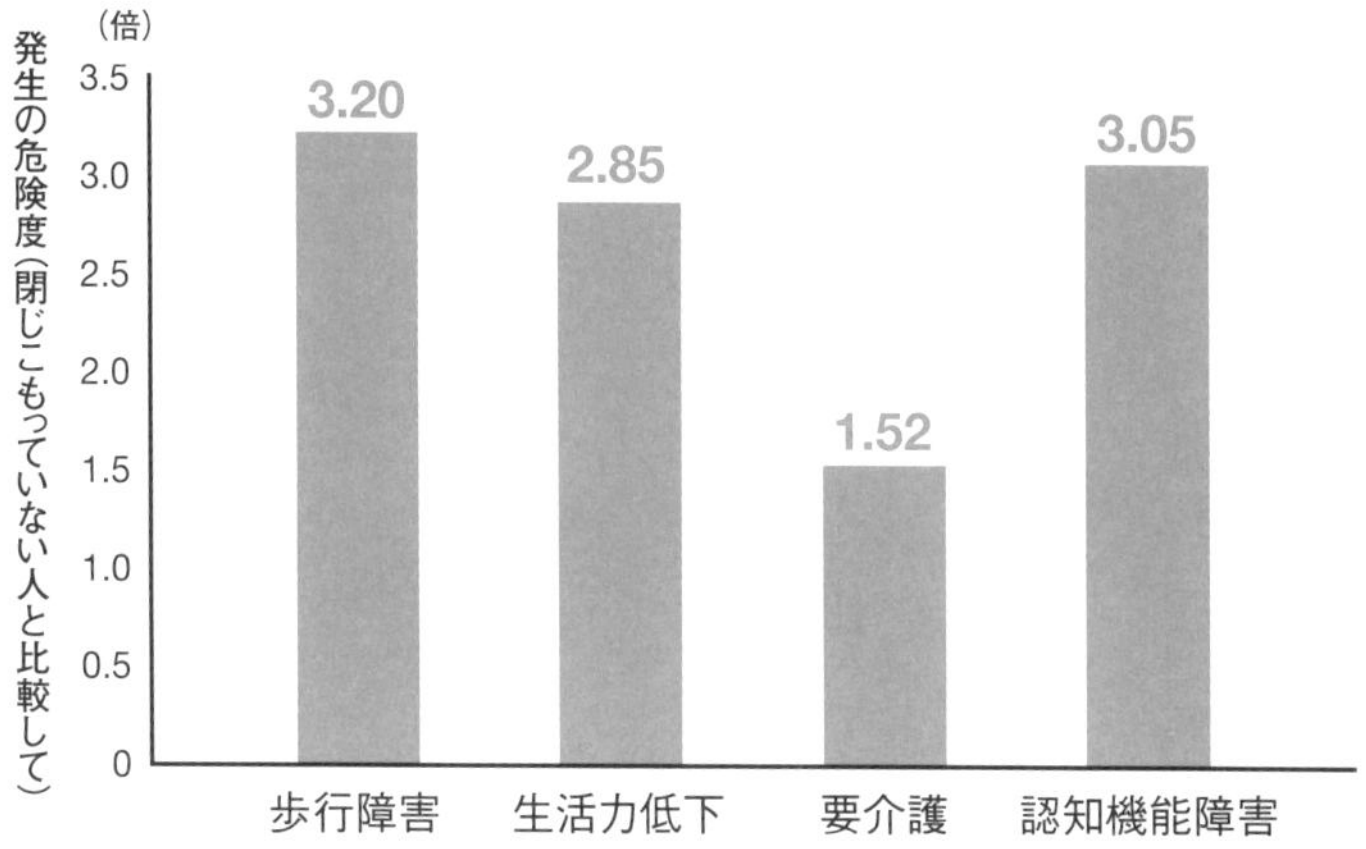

出典：新開省二、他. 日本公衛誌　2005;52:627-638.

日1回以上」「2〜3日に1回程度」「1週間に1回程度」「ほとんどない」の4択で尋ねた。そして、外出が「1週間に1回程度」または「ほとんどない」人を「閉じこもり」と定義した。

体が元気であっても、週1回以下の外出ではあらゆる面で衰えてしまうという恐ろしい結果だ。

だが、**「外出すればそれで万事OK」というわけでもない**。

2章で、「閉じこもらずに外出していても、誰とも交流せずに帰宅する男性もおり、そういう人はフレイルリスクが高い」と述べた。つまり「外出＝社会参加」とは言い切れず、一人で散歩をしたり買い物をしたりして帰ってくるという、いわば**「社会参**

加ゼロの外出」もある。病院に行くだけ、というケースも多い。

そこで、高齢者の外出と人との交流について調べた私たちの研究所の藤原佳典部長らの研究報告がある。

同居している家族以外、つまり友人や知人、近所の人との交流が週1回以下という人を「社会的孤立」と定義し、高齢者約2500人の6年後の死亡状況を追跡調査した。

ただし、顔を合わせていなくても、友人知人と電話やメールなどで交流を持っている場合は「社会的孤立」に含んでいない。また、この研究では、「閉じこもり」を外出頻度が一日平均1回未満と定義した。

すると、**社会的に孤立していて閉じこもりの人は、家族以外の人と交流があり、外出を一日1回以上している人に比べて2・2倍、死亡リスクが高くなっていた。**

外出の効果は「男女」で異なる

同研究では、男女別に「①家族以外の人と交流があり、外出もしている人」に比べて、「②家族以外の人と交流があるが、閉じこもっている人」「③家族以外の人と交流はないが、外出はしている人」の4年後の日常生活機能低下の追跡調査も行っている。

社会的孤立・閉じこもりの死亡リスク

社会的に孤立（家族以外と交流がない）
かつ
閉じこもり（外出が平均一日1回未満）

▶ **死亡リスク** 2.2倍
（家族以外と交流があり、一日1回以上外出する人と比較して）

【男性】外出はしているが家族以外と交流がない	【女性】家族以外と交流があるが外出が一日1回未満
生活機能の衰え ▶ 2倍	1.63倍

（家族以外と交流があり、外出もしている人と比較して）

出典：Fujiwara Y, et al. Geriatr Gerontol Int.2017;17:500-508.

すると**一番衰えていたのは、「③家族以外の人と交流はないが、外出はしている」男性だった。社会的に孤立した男性は、いくら外出していても、「①家族以外の人と交流があり、外出もしている人」と比べて、2倍も生活機能が衰えていた**のだ。

女性でも③に当てはまる人は衰えているが、リスクは1・45倍で、男性ほど差がない。女性の場合、「②家族以外の人と交流があるが、閉じこもっている人」の衰えが1・63倍となっているから、家族以外の人と交流しているかどうかよりも、**外出そのものが女性のフレイルに影響を与えている**可能性がある。

ここから、女性は外出すること、男性は家族以外と交流することが大切だといえそうだ。

「他者との交流」は健康に確実に影響する

イベントに参加しない人は「人間関係」でためらう

少しでも高齢者の外出の機会を増やすために、各自治体は健康セミナーや体操教室などを開催している。しかし、こうした会に積極的に参加する人は、もともと「家族以外の人と交流があり、外出もしている人」である可能性が高い。

そこで私たち研究チームの西真理子研究員は、地域コミュニティの活動に参加しない人（活動にまったく関心もないし参加意欲もない人）90名に対して、インタビュー調査を行った。すると、活動に参加しない一番の理由は、**「人間関係がわずらわしい」**というものだった。

年齢を重ねても、やはり人間関係は課題のようだ。

次に私たちは、性格傾向についても調査を行った。

まず、調査対象者の心理状態は「無関心期」「関心期」「準備期」に大きく分けられる。

関心期とは、「どんなイベントや施設があるかなど、地域活動の内容はチェックするが、参加はしない」という状態で、準備期は「地域活動の内容をチェックし、いいものがあれば参加する」心理状態、無関心期は「地域活動の内容すら見ない」状態だ。

そのうえで、各段階にある人たちに、どんな性格上の特徴があるかを山下真里研究員が分析した。

「一人で取り組む活動」が交流のきっかけになることも――絵、楽器、陶芸

「関心期」にある人の性格は、勤勉性、神経症傾向が高い人が多い傾向にあった。

勤勉で真面目な人が多いので、催しの案内などがあれば関心を示し、「何かためになることをやっているなら、参加したほうがいい」とチェックはする。だが、神経症傾向があるので、「参加したら何か嫌なことがあるんじゃないか」と不安になり、結果、参加にいたる人は少ない。

この**勤勉性と神経症傾向がセットになると、男女を問わず、集団プログラムの参加をためらう**可能性が出てくる。「気が合わない人がいたらどうしよう」「いきなり体操なんてつ

いていけないかもしれない」と心配になってしまうのだ。

ただしこういう人は、**一人でも取り組める活動ならコツコツと継続できると考えられる。**教室に集まるが、個人個人が絵を描いたり、楽器を奏でたり、陶芸をしたりという活動なら上手くやれるし、その合間に他者との交流が自然と生まれるのだ。

「準備期」にある人のうち、男性は協調性の高い人が多かった。次に多いのが勤勉性、開放性が高い人であった。

協調性が高い人は「参加しないとフレイルになる」というメッセージを送るよりも、「心配な人がいるから一緒に誘って来てほしい」「地域のためにあなたの力が必要です」といった声かけをすれば参加してくれる傾向がある。**男性は、「誰かのため」という社会的責任が生じたとき、社会参加する可能性が高い**といえそうだ。

準備期の女性は関心期同様、勤勉性が高い人が多かったが、関心期に比べれば協調性、開放性が高い人が多かった。

女性の勤勉性、開放性の高さは、「魅力的なイベントや新しいものを好む」という形であらわれる。たとえば体操の講座が気に入っても、「同じようなプログラムではなくほかのこともやりたい」と思ったり、単純に飽きてしまったりする。**女性の場合、マンネリ化すると社会参加に積極的になれない**、といってもいいだろう。

さらに興味深いことに「地域の活動にまったく関心もないし参加意欲もない」という無関心層の人たちは、外向性や開放性が高かった。

こういう人は、地域以外の趣味の会やサークル、気の合う友人同士の集まりなど、すでに独自の交流の場を持っているケースも多い。

かように性格によっても社会参加の形は様々であり、**「社会参加が大切だから、地域の催しの案内がきたら行かないといけない」と思い込む必要はない。**

催しを考える側にとっては参加してもらうに越したことはないが、大切なのは個人が自分にあった形で、自主的に好きな活動を選ぶことだ。

それでこそ継続して社会参加ができるし、ストレスもたまらず、本当の意味でのフレイル抑止につながる。

笑うと「ナチュラルキラー細胞」が活性化し免疫アップ

社会参加が認知機能を高める理由の一つに、**「笑い」の効用**がある。**笑いはフレイル予防効果をもたらし、笑うには人との交流があったほうがいい。**

笑いとは知的活動同様に、高次機能の一つだ。「おもしろい」と感じるのは、人以外の動物にはできない高度な脳機能で、笑うとはその機能をふんだんに使うことでもある。

笑いの有効性の研究が進むにつれ、とくにおかしくなくてもみんなで声を出して笑っているうちに笑えてくるという「笑いヨガ」というものまである。

落語や漫才で笑う前後でリンパ細胞をとって比較すると、**笑った後は「ナチュラルキラー細胞」と呼ばれる免疫細胞が活性化している**ことが知られている。

そのほかにも、**笑いは血糖値の上昇を抑える**。三層になっている太い血管の一番内側「内膜」の機能を高め、**血流をよくして動脈硬化の予防にもなる。ストレスホルモンのコルチゾールも抑制する。**

このような笑いのメリットが、脳の健康を保つと考えられている。

歳をとるほど「笑う回数」が減りやすい

私と同じ共同研究グループの福島県立医科大学の大平哲也氏が笑いについてある地域の成人男女（平均59歳）を対象に調査したところ、「声を出してほぼ毎日笑う」と答えた人は男性40％、女性53％。「週1～5回笑う」という男性は40％で女性は38％。「月1～3回笑う」「ほとんど笑わない」人は、男性の20％程度、女性でも10％ほどいた。

年代別に見ると、40歳未満の女性ではほぼ毎日笑う人は65%であったが、**年齢が上昇するごとにその割合は少なくなる**傾向にあり、70歳以上の女性では46%。男性も同じく、40歳未満では58%がほぼ毎日笑っていたが、70歳以上では36%に低下していた。

同時に認知機能を調べた結果、**月に1回も笑わない人は、毎日笑う人に比べて約2・2倍ほど認知機能が低下していることがわかった。**

さらに追跡調査を行い、1年後に再び認知機能を調べたところ、**毎日笑う人に比べてほとんど笑わない人の認知機能低下の出現リスクは約3・6倍も大きかった。**これほど笑いは、認知機能に深く関わっているのだ。

また、**普段からよく笑っている人ほど食生活も良好で、健康的な生活を送っている人が多い。**これは「笑っているから元気だ」というのと、「元気だから笑えるゆとりがある」というのと、両面があるだろう。

笑うことを目的にしたイベントに興味がある人は参加すればいいと思うが、個人的には人との会話や交流で生まれる日常の笑いが望ましいと感じる。

外出によって体を動かし、一緒に食事を楽しむことで栄養を摂り、ともに笑い合うというのが自然だしおすすめしたい。

人と話して「口のフレイル」を予防する

歯の健康にはくれぐれも注意し、虫歯は治療し、抜けた歯には入れ歯やインプラントという手当てをしてほしいが、口の健康は歯だけではない。

私たちは、食べる以外にも口を使っている。それは「会話」だ。

つまり、**社会参加をせず、会話がない高齢者は、話さないことで舌や口まわりの運動量が減り、「オーラルフレイル」になってしまう**可能性がある。

口が衰えていないかを知るオーラルフレイルの検査で、5秒間に何回「タタタタ」と言えるかどうかの滑舌のテストがある。5秒で30回以上発音できるかが目安だ。

オーラルフレイル防止に「パタカラ体操」というものも考案されている。「パ」は唇、「タ」は舌、「カ」は喉、「ラ」は巻き舌の運動になるというわけで、自治体によっては、健康教室に集まった高齢者が声を揃えて「パタカラ、パタカラ、パタカラ」と繰り返しているところもある。

しかし体操は次善の策であり、**生涯にわたるフレイル予防を考えるなら、基本はやはり「人との会話」**だ。

社会参加はオーラルフレイルも防止する効果があるという意識で、近所の人に「おはようございます」と挨拶するなど、人に声かけし、会話をするといいだろう。

外に出るだけが社会参加ではない

「SNS」は使い方次第で幸福度に関与する

会話がないとオーラルフレイルになる危険はあるものの、これから人と人のつながりの形は変わっていくだろう。

言わずと知れた**「SNS」**(ソーシャル・ネットワーキング・サービス)だ。

「Facebookは幸福感につながるか?」を調べたアメリカの研究がある。ケント州立大学でソーシャルコミュニケーションを研究しているキム・ジョンヒョン博士によると、Facebookで幸福を感じるうえで**「ソーシャルサポート」**というものが大きな要素になっている。

つまり**Facebookに投稿して「人から承認してもらえた」「サポートを受けられた」と感じたとき、人は幸福感を得る**というのだ。

そんな幸福感の得方には3つのタイプがあるという。

タイプ1は、「自分の気持ちを正直に伝えられる友達がいて、彼らにありのままの自分を発信し、承認・サポートされた」とき、幸せを感じる人。「自分が知っている親しい人たち」に認められたいということだろう。

タイプ2は「ポジティブ・セルフ・プレゼンテーションをして承認・サポートされた」とき、幸せを感じる人。つまり、「楽しい集まりに参加」「おいしいものを食べた」など、華やかな活動をしている自分やビジュアル的に目を引きそうな写真をSNS上でアピールして、たくさんの人に支持されると幸せだと感じる人。「不特定多数の人」に認められたいという心理だ。

タイプ3は単純に「Facebookの友達の数が多ければ幸せ」という人である。

「スマホは若者のもの」というのは過去の話で、すでにそうしたデバイスを使いこなしている人がこれからは高齢者になっていく。

高齢者のインターネット利用も浸透していて、2017年の総務省の調査では、インターネット利用者は60代73・9%、70代46・7%、80代以上20・1%と10年前に比べて高齢者で大きく上昇している。

先ほど孤立の外出調査で、「顔を合わせていなくても、友人知人と電話やメールなどで交流を持っている場合は、『社会的孤立』に含めない」という定義を紹介したが、人生100年時代の高齢者はSNSを日常的に利用することだろう。

SNSは今後、旧交を温めたり、近況を報告し合ったりするだけでなく、時間や距離を気にせずに社会参加できる新たなツールとなるかもしれない。

すでに利用している人は、社会参加の一つのパイプとして継続する。まだ利用していない人は、脳機能への新しい刺激も兼ねて使ってみるのもいいのではないだろうか。

「ペット」は健康度を上げるが、幸福感効果は限定的

外出し、社会参加するにはきっかけがあったほうがスムーズに運びやすい。そこであらためて注目されているのが**「ペットの存在」**だ。

研究的に見ると**犬の飼育経験がある高齢者は、「体力・運動量・歩く量」も多い**。猫を飼う人は運動量については関係なかったが、**犬猫ともに「ペットの飼育者は近隣の人との交流が多い」というデータがある**。ペットで社会的孤立が減るというポジティブなデータだ。

たしかに定期的な犬の散歩が近所の人と顔をあわせる機会を増やし、犬を通じて会話を交わすという新たな交流が生まれることがあるだろう。

ただし、ペットによる社会参加の効果はあるものの、**ペットによって幸福感が高くなったり、抑うつ状態が改善したりするといった心理的な効果は社会的に孤立している高齢者に限られる**ようだ。

現実問題、高齢者にとって、ペットは安らぎであると同時に負担でもある。

生き物は食事や排泄の世話が必要だし、病気になることもある。何より最後は、ペットが先か飼い主が先か、死を迎えることを考えなくてはいけない。実際、東京都は高齢者向けに、「安易にペットを飼う前に一考が必要」という啓発ビデオを作っている。

そこで、一定のグループでペットを飼う**「ペットシェア」**という考え方も出てきている。高齢者が個人でペットを飼うのは負担が大きいが、「団地のペット」「地域のペット」であれば負担は分散するし、ペットを介して住人同士がコミュニケーションをとる新たな場ができるのではないかというアイデアもある。

もちろん責任を持って世話をする人は必要だし、個々のお気に入りの動物と一緒に過ごしたいという観点から課題はあるが、今後、検討してもいい「新しいペットとの付き合い方」だと思う。新しい社会参加のチャンネルになるかもしれない。

「非運動系の趣味」で外に出やすくなる

本書では折に触れ、「人生100年時代の高齢者はこれまでの高齢者とは違う」と述べてきた。社会参加のやり方も、時代の変化とともに変わっていくはずだ。

現在、自治体が高齢者向けに行っている事業活動は「運動系」が多い。体操教室、ストレッチ講座、ウォーキング講座などだ。

しかし東京のある地域の高齢者を対象に「現在行われている事業活動のうち、あなたが参加してみたいと思うものはどれですか？」というアンケートを行ったところ、**「この中には参加したいものがない」**という回答が多数あった。

そこで「参加したいものがない」と答えた90名にインタビューをしたところ、彼らが普段行っていて興味がある活動は、**「非運動系の趣味」がトップ**だった。
読書、園芸、絵画、歌、囲碁、将棋といった「文科系の趣味」のニーズが高かったのだ。

高齢者のフレイル対策として、これまでは、筋力を衰えさせず、認知機能にも効果がある運動系の講座を「社会参加のきっかけづくり」にしようとしてきたが、これだけでは高齢者の実情にはそぐわないのかもしれない。

これからの高齢者は、運動だけでなく、もっと幅広い興味関心を持つだろう。フレイル対策の矢の3本目「社会参加」は、1本目、2本目と比べると幅広いものだが、今後は知的活動も積極的に含めるべきだ。

文学、音楽、映画、コンピュータなどの機械系、旅、演劇やアート鑑賞。文科系の趣味を持つ人が潜在的に多いのであれば、自分自身もそのような趣味に積極的になれば、同じ趣味の仲間とつながるきっかけとなるのではないだろうか。

今は簡単に多種多様なイベントやグループを検索できるアプリもあるようだ。非運動系の趣味は体が衰えても継続しやすいし、頭を使うことで認知機能のトレーニングにもなる。今後、「社会参加チャンネル」は、よりバラエティに富んだものになっていくだろう。

「住んでいるところ」で健康リスクは変わる
――健康の地域差

「住環境」が人によってまったく違う――4タイプ別・大規模住民調査

フレイル対策として社会参加をうながす場合、住んでいる地域ごとに適したものがある。**大都市と地方では人付き合いのあり方も違うし、お店の数や人の集会場所、交通手段なども異なる**からだ。

そこで私たちはロールモデルを作ろうと、4つの地域で大規模な住民調査を実施し、地域特性に応じたフレイル対策を提案しようと目下取り組んでいる。**「エイジング・イン・プレイス（Aging in Place）」**という言葉もある通り、住み慣れた地域で安心して歳をとれる社会システム実現のためだ。

ここではその研究の経過をお伝えしたい。途中経過とはいえ、フレイル予防の進め方に地域ごとに特色があることが判明したからだ。
4つの地域と特徴は次の通り。

①【大都市モデル】東京都大田区
②【ベッドタウンモデル】埼玉県鳩山町
③【中山間部モデル】兵庫県養父《やぶ》市
④【山間部モデル（観光地）】群馬県草津町

各地域の特徴と、取り組みについては次の通り。

「大都市」に住む人

①の【大都市モデル】東京都大田区は、区全体の高齢者人口が約16万人と多い。
また、「大田区は日本の縮図」といわれるように、工場地帯もあれば商店街もあり、田園調布のような高級住宅街もあるなど、非常にバリエーションに富んでいる。そのため、地区ごとに住民の協議体を立ち上げてもらい、地域ごとに適したフレイル対策を主体的に見つけて実施してもらおうとしている。

たとえばスーパーでの工夫。「フレイル予防の10食品群ポスター」を、食品売り場や買い物カートに掲載」「食事チェック表をサッカ台（購入した商品を袋詰めする作業台）に置く」などのアイデアが取り入れられた。

また、ある地区では、「ポールウォークの会」を定期的に行っているが、歩くだけでなく、みんなでお弁当を楽しむ食事会に発展。多種類のおかずを用意するのは、同じ町内のお弁当屋さんだ。

別の地区では、遠峰結衣研究員が中心となって、高齢者が集う場所に、椅子スクワット（191ページ参照）の回数カウント装置を設置した。集会所ごとの累積スクワット回数がインターネット上で集計・比較されるため、「今週はうちの集会所が一番だ！」と来所者は日々盛り上がっている。ゲーム感覚でスクワットを楽しめるアイデアだ。

さらに、食品摂取の多様性をチェックするアプリやゲームなど、IoT（Internet of Things）技術を活用していく試みも生まれている。

「ベッドタウン」に住む人

②の【ベッドタウンモデル】埼玉県鳩山町は、人口1万3500人の小さな町だ。東京に近いこの小さな町は人口減少が深刻で、高齢化率が上昇しつづけている。2020年の町全体の高齢者率は44％、町内の鳩山ニュータウンの高齢化率は約50％となっている。

このモデルのユニークな点は、**運動教室などの「フレイル対策の先生」が、地域の住民、つまり高齢者自身**だという点である。

高度経済成長期に発展したベッドタウンには「都心まで通勤するサラリーマンの夫・専業主婦の妻・子ども」という家族構成で暮らしていた人たちが多い。「結婚後、住宅ローンを組んで郊外に一軒家を建てた人たち」という点で、経済状況も似通っていると推測される。

子どもが独立したあとは夫婦二人になっている家庭が多いが、まだまだ元気に暮らしている。

そこで鳩山町では、ベッドタウンの元気な高齢者の中から、運動を通じた社会参加の場である「地域健康教室」の先生役ができるリーダーを育成することにした。

すると、リーダー役の高齢者は、やりがいを持って取り組んでいるし、**教わる側も若いインストラクターよりも同じような高齢者に教わったほうが長続きしやすいことがわかった。**

体操でも筋力トレーニングでも、自分たちと同じようなテンポで動く高齢者仲間に「ゆっくり、一緒にやりましょう」と呼びかけられたほうが、安心して取り組めるようだ。

町全体の高齢者人口は約6000人だが、この「地域健康教室」の参加者数は、今では年間で延べ1万人を超えている。

「地縁が強い山間」に住む人

③の【中山間部モデル】兵庫県養父市は人口2万3000人で、非常に地縁が強い。先祖代々暮らしてきた住民が多く、集落がぽつりぽつりとあるが、行き来するにはやや距離がある。

だが、各集落に一つある集会所で毎週定期的に「フレイル予防教室」を開いたところ、集落内の住民がたくさん集うようになった。**最近では参加率33％と、地区の3人に1人の割合になっている。**

この中山間部モデルは、**フレイル教室の「先生役」はシルバー人材センターに依頼**している。行政側に十分なスタッフが常にいるとは限らないし、現役世代の住民にボランティアでリーダー役をしてくれる人がいても、毎週となるとなかなかの負担だから長続きしない。各集落はそもそも住民の数が少ないから、次々とリーダーを育てていくわけにもいかない。

また、ベッドタウンモデルと中山間部モデルでは、人と人との距離感も違う。昔からずっと顔見知りの非常に近しい仲間がいきなり「先生役」となると、お互いにやりにくいようだ。

その点、フレイル対策の指導法を学んだシルバーさんたちなら、自分たちと同じような年齢で「外から教えに来た人」なので、住民も受け入れやすく定着した。

「人の出入りが多い山間」に住む人

④の【山間部モデル】群馬県草津町は観光地でもある。地元で生まれ育った人と、サービス業に従事するために全国からやってきた人たち、リタイア後に移住した人たちが交じり合っている。

エリアとしては山間部でも、多様な生活を送る高齢者が住んでいるのが特徴だ。様々なバックグラウンドがあり、現役で働いている高齢者が多い地域だから、定期的に教室を開いても、そこに足を運べる人は限られている。

そこで、この地域では、定期健診を活用するモデルを確立した。

特定健診（40〜74歳対象のメタボ予防・改善を目的とした健康診断）や後期高齢者健診などの健診は、年に1回定期的に健康状態を点検し、次の一年につなげていくという「無理なく継続できる健康管理システム」である。

私たちはそれに「高齢者の心身機能の評価」を上乗せした。つまり、**「高齢者健診のバージョンアップ」**だ。

具体的には、通常の健診では実施されない機能チェック――筋肉量、握力、歩行速度、認知機能の測定を実施。さらに口腔や歯、栄養面や生活面などの機能確認も、私たちのセンターが支援して行っている。

このモデルの特徴は、高齢者一人ひとりが「バージョンアップした健診結果」を活用する流れを作ったこと。

つまり、高齢者に健診結果をわかりやすく伝えることで、自分の心身機能の状態を客観的に知ってもらい、自らの健康管理に役立ててもらっているのだ。

草津町では、この健診システムを導入して以後8年間で、町の要介護認定率の上昇が抑制された。

もともとの草津町の要介護認定率は、２００1年で11・３％。全国の12・４％よりは低かったが、群馬県全体と同程度だった。

その後、群馬県でも全国でも要介護認定率は増加傾向だったが、草津町では２００４年度以降、要介護認定率は減少に転じた。そして２００９年度は12・４％と低い水準を保つことに成功した（全国16・２％、群馬県15・７％）。

さらに、この町の「高齢者健診のバージョンアップ版」を最初の4年間で3回以上受けた人は、健診を受けたことがない人に比べて、自立喪失する割合が約2分の1に抑えられていた。

自分の機能面での健康状態を客観的に把握し、それに対処すればフレイルは防げるし改善できることを示す好例だと思う。

「都会」は社会参加スコアが明らかに低い

多様な大都市、似たような属性の人が集まるベッドタウン、地縁が強い中山間部、観光地でもある山間部――人との関わり方がもともと異なるのだから、社会参加の度合いにも、明らかに地域差があると考えられる。

つまり、地域によってフレイル度も変わってくるということが予想される。

そこで私たちはフレイルチェックを4地区で実施。調査結果を集計し、「フレイルの多い地域、少ない地域」を割り出した。

すると、**フレイルに該当する人が一番多いのは、大都市の人口密集地だった。とくに男性高齢者のフレイル度が高く、なんと30%**に達していた。3人に1人弱がフレイルだというのは深刻な事態だ。

それに比べて中山間部、山間部の男性高齢者のうち、フレイル該当者はおよそ22〜25%。ベッドタウン（鳩山町）の男性は極端に少なく14%だから差は大きい。

ただし**女性の場合は、あまり地域差がない**。ベッドタウンが一番少なく12%というのは同じだが、残る3地域はほぼ同じくらいで、約20%がフレイル該当者だった。

都会の男性に一番フレイルが多い——この差は、どこから生じるのだろうか？

フレイル診断に用いた「筋力・栄養・社会参加」の3要素のうち、筋力、栄養は地域差がさほどなく、**都会の男性のスコアが最も低かったのは社会参加**だった。女性でも都会では社会参加がやや低かったが男性ほど極端ではなかった。

大勢がひしめく街中に住んでいるにもかかわらず、都会の男性ほど誰ともつながりを持たないまま、孤独に暮らしている。

都会のほうが人口は多く、また社交や買い物の場所はたくさんあっても、都会の男性はソーシャルキャピタルが乏しい〝つながり貧乏〟の傾向にあるのだ。

「居住エリア」と「食事内容」には関係がある

さらに**都会内では、栄養面の地域差も見受けられた。**買い物困難者であるかどうか、また食習慣や所得によっても違いが出たのだ。

私たちは、大田区を「富裕層が多いエリア」と「庶民的なエリア」に分けて高齢者の比較調査をした。前章で紹介した10の食品群のうち、毎日食べているものはいくつあるかの調査結果をゾーンごとに集計し、違いを調べたのである。

その結果、**富裕層が多いエリアのほうが、毎日食べる食品群の数が多い**とわかった。リッチであるほど、品数の多いバラエティに富んだ食事をしていた。

ただし、庶民的なエリアでも、女性はバラエティに富んだ品数の多い食事をしている人が比較的多い。「お金をかけないと10食品群食べるのは無理」なわけではない。買い物や料理の方法を工夫すれば、品数の多い健康的な食卓にできるということだ。

男性はもともと女性よりも食品数が少ないが、とくに庶民的なエリアの男性ではそれが顕著だった。

「丼物」「ラーメン」といった単品ですむ食事が多い可能性があるのだろう。

どんなものをよく食べるかという点では、富裕層が多いエリアでは庶民的なエリアよりも野菜、果物、イモ類を毎日食べる人の割合が多い傾向にあった。

「肉、魚、卵、納豆や豆腐」といったいわば定番の主菜メニューは、富裕層が多いエリアも庶民的なエリアの人も共通して、毎日食べている。

つまり、富裕層が多いエリアの人たちは、主菜メニューに、野菜、果物、イモ類などがより多く加わることによって、バラエティに富んだ食事になっていると思われる。

女性は「所得」、男性は「食事の品数」が精神衛生に影響する

食事と心の健康についても調査を行ったところ、興味深いことがわかった。

所得が高い男性は、品数の多い食事をしていても、品数が少ない食事でも、精神的な健康度にはさほど変化がなかった。

ところが**所得が低い男性は、品数の多い食事をしていれば、精神的に健康**だということがはっきりとわかったのである。**低所得から中所得の人の場合、食事が粗末になると、た**

ちまち精神的な健康度が下がってしまうのだ。

さらに興味深いことに、女性の場合はたとえ品数が多く充実した食事をしていても、所得が低ければ精神的な健康度が低い傾向にあった。

ここから**高齢女性の心の健康度はお金の多さに比例し、高齢男性の心の健康度は「おいしい食卓」にかかっている**といえそうだ。

とくに気をつけたい人に「都会に住む前期男性高齢者」を挙げる理由

ここで思い出してほしいのは、4章の栄養についての調査でも栄養摂取において心配があったのが**「前期高齢者の男性」**だった点だ。

彼らは肉・魚の摂取量が女性高齢者全体よりも男性後期高齢者よりも低く、イモや海藻といったビタミン、ミネラル源にいたっては若者と同じくらいしか摂っていない。

つまり栄養面では、一番フレイルになるリスクが高い。さらに社会参加でも、都会の男性は孤立しやすくなっている。

もしもあなたが、「都会に住む男性・前期高齢者」であれば、食卓の品数、そして社会参加の度合いという点で、すでに赤信号が点滅しているかもしれない。

健康施策は行政上「後回し」になりやすい

仮にあなたが都会に住む60代の男性で、赤信号が点滅していても絶望することはない。すでに述べたとおりフレイルには可逆性があり、その証明の一つがベッドタウンモデル鳩山町だ。フレイル該当者は男女ともに15％以下と比較的少なく、埼玉県下では最近3年連続して「65歳健康寿命ナンバーワン地域」となった。

その理由の一つとしては、**地域住民の健康リテラシー（知識や情報を有効活用する力）が高い**ことが挙げられる。住民の多くは講演会や健康教室などに参加して、様々な健康情報をしっかりとキャッチしている。

また、「町民の健康寿命を延ばす」ことを第一の目標に掲げる町長の采配によるところも大きい。私たちのような研究機関や近隣にある大東文化大学、女子栄養大学と協力体制を作り、町づくりにもフレイル対策にも役立てている。

鳩山町は、その小ささゆえにトップダウンの施策が浸透しやすい面もあるが、**人口70万**

人を超える大田区でも、区長の決断でフレイル対策の効果が出ている。

２０１６年から、大田区と私たち東京都健康長寿医療センター研究所が協働する３年間のフレイル対策プロジェクトを実施したところ、要介護認定率の上昇が抑えられたのだ。要介護認定率は２０１６年の18・７％から２０１９年は18・０％に低下。これに対して、大田区以外の東京都22区の平均は18・７％から19・６％に上昇している。

このような実例を見ると、それぞれの地域のトップが、「これからはフレイル対策を徹底すべきだ」と認識してほしいと痛感する。

なぜなら、**「健康づくり対策はトップ次第」だからだ。**健康維持・増進への地道な取り組みは法律で定められている部分もあるが、その実行については各自治体の判断に大きく委ねられている。

地方自治体のトップがフレイル予防などの健康対策に熱心であれば、何とか予算を捻出し、健康対策が進められるが、トップは選挙で代わる。健康対策に理解のある熱心なリーダーが常に当選するとは限らない。

行財政改革のもとでは、健康対策は成果が見えにくいとされ、後回しにされてしまう標的分野の一つだ。健康問題が噴出してきたときに緊急対策を打てばいいと扱われる。しかし、普段から対策をとっていなければ、すべて後手後手になってしまい、社会に大きな被害をもたらす。

シビアな言い方をすれば、私たちは「リーダー次第だが、リーダーがあてになるとは限らない社会」に生きている。

そのため、一人ひとりが、自分の健康は自分で守るという「自衛」を最優先に考えねばならない。

世の中の4人に1人が「75歳以上」になる

誤解なきよう付け加えれば、私は行政批判をするつもりはない。

自衛を考えねばならない最大の理由は、ひとえに日本は少子高齢化の一途をたどっているという現実があるからだ。**内閣府の発表では2065年には人口の4分の1が75歳以上になる。全世帯主の4分の1が高齢者**だ。

若者が減って高齢者が増えるのなら、高齢者は元気で自立していたほうがいい。そればかりか、元気な高齢者がフレイルの高齢者を助けていく相互扶助が求められる。

「若者2人が高齢者1人を背負う」という試算もされているが、人生100年時代の高齢者はお互いに助け合う力があるはずだし、その必要性も増すばかりだ。

すでに全国各地で、「80代の高齢者のゴミ出しを70代の高齢者が手伝う」「買い物に行く場合は一緒に車で出かける」といった「近所の相互扶助」が始まっている。

たとえば、鳩山ニュータウンでは、高齢住民の「お助け隊」を組織し、地域の中で困りごとを抱える身近な人を助け合う事業が行われている。庭の手入れや草取り、買い物の付き添いや代行、粗大ゴミの搬出、電球交換、除雪などにお助け隊が手を差し伸べている。町が間に入って15分100〜150円で利用料をとっていて、地域商品券に換えて隊員に支払われる仕組みだ。

住み慣れた地域で自立した生活が送れるように、元気な人が隊員となって高齢者同士で支え合う取り組みが今後ますます重要となるだろう。

「人助け」は自分にもメリットがある

人を助ける、手伝うという行為は、相手ばかりかその人自身の社会参加になり、やりがいにもつながる。**「情けは人の為ならず」という言葉のとおり、人を助けることが、自分**

自身のフレイル対策も兼ねるのだ。

2017年から、私たちはフレイル予防の「気仙沼モデル」を作ろうとプロジェクトをスタートし、震災復興もかねて高齢者の健康づくりを模索している。

これは、災害で破壊された地域が、再びつながる取り組みでもある。

気仙沼モデルの特徴は、**「大災害の被災地モデル」**である。

東日本大震災の被災地では、震災以前から課題だった少子高齢化や人口減少がいっそう顕著になった。医療や介護の人的パワーや施設も著しく不足している。被災住民の中には、かつての住み慣れた場所を離れて、生活を再建している人が多く見られる。

こうした状況下で高齢住民の健康をいかに守っていくかは、喫緊の課題となっている。

気仙沼市と東京都健康長寿医療センター研究所は2018年に健康長寿のまちづくりのための包括連携協定を結び、フレイル予防や認知症予防の視点を市の健康施策に採り入れることを決定した。

その第一歩として2019年に行ったのは、「健康長寿のまちづくりのための生活実態調査」。気仙沼市の高齢者の約2分の1にあたる1万人に対しての大規模調査だ。計12ページ55問の膨大な質問票にもかかわらず、回収率は84％と極めて高い数値となった。一言でいうと行政、住民が一体となった「地域力の高さ」があらわれたのだ。

実際の調査結果で見ても、親密な近所付き合いや近隣に対する信頼感、規範意識、ソーシャルサポートの豊かさが高いという地域力の高さが認められた。「『心配や悩み事を聞いてくれる人』『ちょっとした用事や留守番が頼める人』『気を配ったり思いやったりしてくれる人』『困った事態が起こったときに来てくれる人』がいる」と答えた人が多かったのだ。

しかし一方では、無気力状態や抑うつ傾向、不安感やトラウマを抱える人も少なからずいて、震災による精神的影響が残っていることも示唆された。

今後、気仙沼モデルは「地域力の高さ」を活かしつつ、楽しみや生きがいを増やして不安を和らげるフレイル対策を模索していくことになるだろう。

気仙沼モデルは特殊な地域での特殊な話ではない。地震、豪雨、気温上昇と、どの地域だろうと地球に暮らす以上、「いざというとき」がいつやってくるかわからない。新たなウイルスの脅威も加わってきた。

健康かつ助け合いができるほんの少しの余裕と思いやりを、高齢者一人ひとりが持つことが人生100年時代はますます重要になるだろう。

その思いやりは「誰かのため」であり、回り回って「自分のため」にもなるのだから。

週1回の「趣味・稽古事」で死亡リスクが7年間低下

ボランティア活動も社会参加の一つであり、「社会貢献がしたい」という意識が広まりつつある今後は、一層取り組む人が増えていくと予想される。

内閣府の「高齢者の経済生活に関する意識調査　2005年」によれば、60歳以上の人のおよそ半数が、地域活動やボランティア活動に参加している。男女ともに自治会や町内会の活動が最も多くおよそ30%、町の清掃や美化活動が20%弱、地域の伝統や文化を支える活動が10%ほどだ。

総務省の調査によれば、ボランティア活動に参加する動機として、最も多いのが「自分自身の生きがいのため」で67・7%、次が「いろいろな人と交流できる」で58・3%だった。

1999年に実施された高齢者の社会活動についての全国調査によれば、63歳以上の対象者のうち、「週1回以上友人と交流している」人は、3年後に生活機能低下・死亡となるリスクが「月1回未満しか交流がない人」よりも30％ほど低いことがわかった。

同じ対象者の**趣味・稽古事の参加についての調査では、「月1回以上参加している人」は、3年後に生活機能低下が起こるリスクが「月1回未満しか参加していない人」に比べて70％近くも低くなっている。**さらに**趣味や稽古事に「週1回以上参加している人」は死亡リスクの低下が7年後まで続いていた。**

この趣味や稽古事の健康維持効果については、男女差はない。

「自分で選んだ活動」に効果がある

「ボランティア活動」の健康維持効果は、男性のほうが女性よりも高い傾向があった。男性では年数回でもボランティア活動を行っている人は、全く行っていない人に比べて、生活機能低下リスク、死亡リスクともに約60％ほど低かった。

ただし、グループ・ボランティア活動は、「環境の美化」や「町内の防災」など内容が様々であり、必ずしも自分の好みの活動とは限らない。「この自治体の人は、全員参加しなければいけないから」という義務から仕方なく参加しているケースもあるだろう。

それを受けてか、男女を問わず比較した場合、**「グループ・ボランティア活動」よりは「趣味・稽古事」のほうが健康維持効果は高い。**おそらく、趣味や稽古事のほうがより

「自分が好きでやりたいこと」に近いためだろう。

秋田県のある村でボランティア活動に参加した住民の追跡調査をしたところ、**3年後に健康維持効果が認められたのは、「進んで参加した人」だけ**だった。

驚いたことに「参加したくないけれど参加した」という人は、ボランティア活動に参加していない人と健康状態は変わらなかったのだ。

ボランティアでも趣味でも、大切なのは「自分で選んだ活動」に参加することだ。無理をして社会参加をしてもフレイル対策とはならない。大切なのは、自分自身の「やりたい」という意欲なのだ。

興味や関心、好奇心を持ちつづけることが、人生100年時代の社会との関わりの鍵となる。

6 章

100年時代の生き方

余生、避けられない病とどう生きるか

「老衰」が死因になる人は1割

2018年の厚生労働省の発表によれば、日本人の死因は1位ががん（27・4％）、2位が心疾患（15・3％）、3位が老衰（8・0％）だ。長らく3位だった脳血管疾患（7・9％）を老衰が上回ったわけだが、パーセンテージ的にはほとんど同じ割合となっている。

年齢別に見ると、65歳から84歳までの死因は1位がん、2位心疾患、3位脳血管疾患。85〜89歳では、1位がん、2位心疾患は同じで、3位が肺炎に変わる。90〜94歳だと心疾患が死因のトップになる。

死因トップ3（ワーストと言うべきか）に「老衰」が入ってくるのは、90歳以上から。95歳以上生きた人たちの死因として、初めて老衰が1位になる。

「老衰」の定義については議論もあるが、要介護になった主な原因として老衰（高齢による衰弱）が挙げられているのは、12・8％。つまり、老衰になってから要介護にいたった人は、短い時間で息を引き取る、いわゆる「ピンピンコロリ」に近い人生の終え方だが、その割合は少ない。

ただし統計上で「老衰」となっている数字には、病気が隠れていることも多い。老衰で

65歳以上の死因（上位3因子）

年齢階級	第1位　死因	第2位　死因	第3位　死因
65〜69歳	悪性新生物	心疾患	脳血管疾患
70〜74歳	悪性新生物	心疾患	脳血管疾患
75〜79歳	悪性新生物	心疾患	脳血管疾患
80〜84歳	悪性新生物	心疾患	脳血管疾患
85〜89歳	悪性新生物	心疾患	肺炎
90〜94歳	心疾患	老衰	悪性新生物
95〜99歳	老衰	心疾患	肺炎
100歳以上	老衰	心疾患	肺炎

出典：厚生労働省 2018年　人口動態統計年報

亡くなったとされる人たちの中にも、脳卒中、心臓病、認知症、骨折などが含まれているだろう。

つまり**純粋な「老衰」で死ねる人は、非常に少ない**のである。

「病」はあって当たり前。これが、医療現場の本音

「高齢で無病」はほとんど奇跡

人は老衰では死なず、いくつになっても「死因」は病気――これは「病気知らずで長生きをし、時が来たら果実がぽとりと落ちるように自然に亡くなる」というのが、

いかに難しいかを表している。

私は数限りなく健診に立ち会ってきたが、**何の病気もない高齢者は滅多にいない**。臨床に携わる医療関係者なら、**「歳を重ねたら『病』はあって当たり前」**というのが本音だろう。


ところが、「病気が怖い、病気は嫌だ」というのは何歳になっても変わらない。

「私はコレステロールの数値も高いし、メタボです。ずっと血圧の薬も手放せませんし、健診結果を見るたびに落ち込みます」

ある自治体に健診調査に行った際、こう相談してきた男性がいたが、彼は80歳を超えていた。要介護でもフレイルでもない、むしろ元気な高齢者だ。

この人が特別に心配性なのかといえばそんなことはない。調査で会う高齢者からも、講演会の後に質問してくる高齢者からも、「持病や健診結果について不安を抱えている」という声は多く寄せられる。そんなとき、私の答えは決まっている。

「病気や不調はあって当たり前。病気とうまく付き合いながら、機能的な健康を保つことが重要ですよ」

そしてその最良の方法こそ、フレイル対策なのだ。

たしかに加齢とともに病気になる人はたくさんいるが、それでもがんばっている人も同様にたくさんいる。「病気になったらもうおしまい」と嘆く必要は全くない。

私の先輩で、余命わずかと診断された進行がんが見つかったにもかかわらず、5年以上経過した時点でも元気で過ごしている人がいる。その方は主治医を信頼して治療を継続するとともに、食生活に細心の注意を払い、運動も毎日実践していた。

たとえ病気になっても衣食住を整え、気力を保って生活していく。そのための土台となる身体機能や頭の働きの衰えをできるだけ防いでいくことが肝要だ。

私は病気を持つ高齢者に寄り添い、「フレイル対策をして機能的健康を維持すれば、病気と共存し、日常生活に支障がない暮らしを送れる」と伝えたい。病気とは共存できるし、心身機能は回復するという勇気を持ってもらいたいと願っている。

人生100年時代においても病気は避けられないが、コントロールはできる。そう意識を切り替えていこう。

「自分に合うこと」を見極め、取り入れる

――現役世代は病気に注意し、高血圧、糖尿病、メタボリックシンドロームなど生活習

慣病を避ける。

――高齢世代に差し掛かったら、「病気はあって当たり前」と受け入れてうまく付き合い、フレイル対策はしっかりして、機能的健康をできる限り長く保つ。

これが健康余命を延ばす最良の方法だというのが私の意見だ。

そうはいっても、**私たちが生きているのは「健康のため」ではない**。どう生きたいか、どう死にたいかもまた、個人の問題だ。

本書では、健康余命を延ばす最良の方法としてフレイル対策を紹介してきたが、読者全員に「こうすべきだ」と言うつもりはない。個人の人生経験、考え方や信条を尊重し、それぞれが幸せに過ごすことができれば言うことなしだ。

「今日一日を楽しく生きることが大切」という人に、好きでもない肉や海藻を無理やり食べなさいというのはおかしなことだし、「筋トレはどうしても嫌」という人が無理をしてトレーニングしても、いい結果は生まないと思う。

また、昔から一人静かに過ごすのが何より好きな人に、「フレイルになりたくないなら、社会参加が大切だ」と言っても、人にはそれぞれの生き方がある。

この本の知識をどう使うかは、あなた自身で決めていただく。そうしてこそ、あなたにふさわしい「人生100年、心身ともに健康に生きる方法」となるだろう。

「100歳を超えて元気な人」に共通する性格
——100年時代の心構え

経年で「性格」が変化していく

現役世代を終え、高齢世代に差し掛かったとき、どう生きるかを自分で決める——そのためには、体だけでなく「精神的な健康度」にも注意してほしい。健康な心でなければ、いくら自分のこととはいえ、正しい判断はできない。

アメリカの国立老化研究所で老齢学を研究しているアントニオ・テラッチアーノ博士らによれば、**人間の主な性格には「神経症傾向・外向性・開放性・調和性・誠実性」の5因子があり、性格の5因子は、年齢ごとに緩やかに変わっていく**ことがわかっている。

たとえば「神経症傾向」は30代から60代までは徐々に低下していくが、60歳を超えると安定する。つまり、年とともに不安や心配事は減っていき、60歳頃で下げ止まりになるのが人間の性質らしい。

また、「外向性」「開放性」は歳をとればとるほど減っていく。社会参加をしたり、好奇心旺盛に新しいことに挑戦したりというのは、「若さの表れ」なのだ。

これと逆なのが「調和性」で、思いやりや優しさ、協力的な性質は歳をとればとるほど上がっていき、みんなと協調できるようになっていく。

そして「誠実性」は、30代から60代までは上昇するが、その後は逆に低下してしまう。

以上が、一般的な加齢による性格の変化だ。

では、「100歳まで生きた長寿者たち」はどうだろう?

百寿者調査で判明した「長寿な人に多い性格」

2006年、私たち研究所の増井幸恵研究員らのグループは、慶應義塾大学と組んで「東京百寿者研究」を行った。都内在住の100歳以上の高齢者317名中、認知症ではない70名を対象に行ったインタビュー調査だ。また、比較対象として都内在住の60〜84歳の人にも同じ調査をしている。

焦点を定めたのは、**「100歳を超えて元気な人の性格」**である。

調査結果を分析したところ、100歳長寿者特有の性格傾向として、**まず「神経症傾向」は関連がない**とわかった。不安傾向が強くて心配性でネガティブな人も、のん気でのんびり屋な人も、同じように長生きをしていた。

また、**「調和性」も健康長寿と関係がなく、みんなと仲良くする思いやりがある人も、自己中心的で競争心が強い人も、同じく100歳まで元気に生きていた。**

性格のうち、関係があったのは次の3因子だ。

①開放性――新しいものが好きで柔軟な考えができる、美しいものを好む。100歳長寿者には男女とも、こうした性質を持っている人が多かった。逆にいうと、**馴染んだものにこだわり、保守的な人は100歳長寿者には少ない。**

②外向性――人付き合いがよく、社交的かつ活動的でポジティブで、刺激的なことを好む傾向がある女性が、100歳長寿者には多かった。一般には歳をとると外向性は下降するが、比較調査から分析すると、彼女たちはもともと外交的な性格で、100歳になるまでそれが変わらなかったと考えられる。**男性の場合、社交的な人もそうでない人も、同じく100歳まで生きていた。**

③誠実性――これも**女性の100歳長寿者だけに見られる性格傾向**だ。目標を追求し、意志が強く、几帳面で努力家な人は元気で長生きするようだ。かたや**男性は、目標に向かって誠実にがんばる人も、意志が弱くて自信のない人も、同じように100歳まで生きていた**。

つまり、男女ともに「開放性が高い性格の人」が、女性の場合は加えて「外向性」と「誠実性」も兼ね備えていた性格の人が、百寿者に多いといえる。

心の健康度を上げる「行動」をする

開放性があって好奇心旺盛なら、社会参加も活発になるだろう。新たな健康情報を取り入れて、食べたことのないものを食べてみたり、新しい体操にチャレンジしたりする――こうしてポジティブな循環が始まるのだ。

「じゃあ、私も開放的になろう！」と性格ごと変える必要はないし、そもそも無理があるが、**ぜひとも好奇心にフタをするようなことはないよう意識してほしい**。

もともと開放的な人は、どんどんその好奇心を行動につなげれば、自ずとフレイル対策になるだろう。

「精神的健康度を保つためにポジティブ思考をしよう」といっても、そう簡単ではない。また、心も体も脳でコントロールされているのだから、両者を分けて考える必要もない。そこで本書では精神論ではなく、エビデンスに基づく**「気力を上げる具体的な方法」**を紹介したい。

①一日30分、「座り時間」をほかの動きに変える

普段座ったままでいるなら、一日30分、座ったままでいる時間を立ち仕事や軽い運動のような身体活動に置き換える。

たとえばいつも3時間じっとテレビを見ているのが習慣の人なら、そのうちの30分を、家事やゆっくりとしたウォーキングに変える。

文化学園大学の安永明智氏らの65歳から85歳の高齢者を対象とした研究によると、**これだけで抑うつが減少する効果が得られる**ことがわかっている。

②「誰か」と一緒に運動する

東京医科大学（当時）の金森悟氏らの研究によれば、65歳以上の高齢者で**週2回以上の運動習慣を持っている人は、運動していない人に比べて、2年後の抑うつの発生率が約48%減少していた。**また、**週2回以上の運動を誰かと一緒に行えば、同リスクは60%減少**し

た。

ウォーキング仲間をつくる、運動チームに加わる、スポーツクラブに夫婦で通う、体操教室に参加するなど、「誰か」と一緒に体を動かそう。

③運動を「半年間」は続ける

イギリスのリバプール大学のピーター・サラ博士らの研究では、「有酸素運動またはストレッチを、週1回は1時間行い、週3回は20分行う。これを6か月間実施することにより、疲労感を訴える患者の活力スコアが上昇した」と報告されている。

また、60歳以上の男女がゴムチューブを用いた運動を週2回、一回につき20分、6か月間実施した結果、疲労感が低下したとの兵庫大学の多田章夫氏の研究もある。

以上の3つは、体を動かすことで心を健康にする方法だ。「フレイル予防には筋トレ」としたが、**気力回復という意味では有酸素運動も有用**ということだ。

④「緑」に触れる

このほか、**「森林浴」が抑うつ傾向を改善させる**こともわかっている。
植物が発散する**「フィトンチッド」**という物質は血圧の安定や免疫力強化、副交感神経を安定させる効果があるという研究があり、欧米では登山や森林の散歩が心身の健康にいいとされている。

⑤「食事品目」を意識して増やす

詳しくは4章で述べたが、**「10品目の食品をバランスよく摂っている人はうつが少ない」**という私たちの調査データもある。

いずれにせよ、心と体の両方の健康に留意することが、何よりのフレイル対策となる。

残念ながら体は加齢とともに衰えていくが、100歳長寿者を見ればわかるとおり、心は好奇心を持ち、成長しつづけることもできる。

たとえ体が衰えていくとしても、人の心は永遠に成長することができる――これは人生100年時代における、希望の一つだと私は感じる。

おわりに「最大多数の最大幸福」を目指す公衆衛生

公衆衛生学は「予防と環境作り」を探る学問

人生100年時代は、一人ひとりの「健康自衛」が求められる。そして公衆衛生が目指す「予防と環境作り」は、まさに自衛のためのシステムといっていい。

そもそも公衆衛生は、「病気にかかった人を治すことはできなくても、かからないように予防し、かからないような環境を作っていく」という観点で取り組む学問だ。

たとえば結核や天然痘、腸チフスなど、かつて「不治の病」とされたものも今では感染者が激減し、HIV感染症も死を意味する病気ではなくなった。

だが、結核菌やチフス菌、HIVウイルスが地球上から消滅したわけではない。強い薬を発明すればその耐性菌や耐性ウイルスが現れるというイタチごっこはいまだ続いている。

つまり、**人類が病気を克服しようと思ったら、病気そのものをなくすのではなく、病気にならない環境を作り、予防策を徹底的に広めて封じ込め、運悪く罹患した人には個別に治療する**というのが実際的なやり方だ。

公衆衛生は行政や市民団体とタッグを組み、そうした予防と環境作りを行う「仕組みを作る仕事」である。

個人が動かないと「環境の良さ」は消える

だが、いくら優れた仕組みを作っても、個人がそれを利用するよう、行動しなければ意味がない。

HIVウイルスを例にとれば、性行為感染、母子感染、血液感染があることはすでによく知られ、予防策も先進国の人々の間では徹底されているが、サハラ以南のアフリカでは、いまだに性行為による感染予防の方法を知らない人が多いとも聞く。

だからこの地域では、感染者が減らない。これは、個人が正しく知って行動しなければ、システムは生きてこないというケースだ。

知識不足でシステムが機能しない例もあれば、逆の例もある。

インターネットで情報が氾濫している日本では、情報がありすぎて適切な行動が選択されず、予防策が十分に機能しないという弊害が出ているように思う。

だからこそ巷に溢れる健康情報をきっちり整理し、必要なこと、大切なことは何かを正しく知っておいたほうがいい。専門家はそのために、現実に生じている事象を公正に分析して、その結果を世間に伝える責務がある。


病気であれフレイル対策であれ、医療従事者や地方自治体が一人ひとりを個別にケアできたら理想的だが、現実には不可能だ。

とくに超少子高齢社会を迎える人生100年時代の日本では、人もお金も圧倒的に足りない。

それなら**一人ひとりが健康対策を実行して、自分の身を守っていくしかない**。

健康自衛こそ、人生100年時代の最大の武器だ。

私は日々、その一助となるシステム作りと、その礎となるエビデンスの構築に邁進していこうと思っている。

日本人の「がん検診」受診率は50％に満たない

日本独自の病気の予防システムとしては、本書でも紹介した健診が挙げられる。「健診」の根本思想は、病気の予防だ。病気そのものの早期発見や、病気にかかりやすくなっている状態を発見して、適切な治療や保健指導を行い、病を未然に防ぐ「未病」という考え方である。

健診については様々な効果検証が繰り返されてきたが、病気の重症化を防ぐことで医療費の抑制につながり、人手不足に悩む医療現場の負担は軽減される。少子高齢化の日本にとって有効に機能してほしいシステムといえる。

しかし、健診システムがいかに立派でも、その利用率が低ければ、病気は減少せず社会全体への効果は限定的になる。

たとえば、**がん検診の受診率は全国的に見ると総じて未だ50％に達していない**。特定健診の受診率は50％を超えたが、**肝心の特定保健指導の実施率は20％にも満たない**現状だ。

改めて、「自衛」の中に、健診とその結果に基づく精密検査や保健指導の利用を含めてほしい。

一軒一軒訪ねて「生きた情報」を集める――フィールドワーク調査

最後に、私自身の経験について記しつつ、本書の土台となっている「公衆衛生」について言及しておきたい。

高校時代は文芸作品を好み、心理学にも興味があった私は、筑波大学医学専門学群の6年生になったとき、臨床か研究のどちらを選ぼうかと考えていた。1984年のことだ。「外科と内科なら、自分は性格的に内科だ」というのはわかっていたものの、当時は医学部生が100人いたら95人は臨床にいく時代。

私も「臨床を選んで、無医村などの僻地医療に取り組もう」という気持ちがあった。

そんなときに出会ったのが、恩師である小町喜男先生だ。公衆衛生学の教授であり、疫学の権威でもある。地域医療において、循環器疾患をどう防ぐかという「予防の研究と対策」の専門家だった。

100人の中の95人になるよりも、5人のほうが得がたい経験ができるのではないか――。珍しいものやおもしろそうなものに目がなかった私は、先生の実習に参加することにした。

小町先生らのグループは秋田県、大阪府、高知県、茨城県の4地域にフィールドを持っていた。それぞれの地域に1～2週間滞在し、フィールドワークを行い、自治体とタッグを組んで疫学研究に基づいた対策を行うのだ。

最初に行ったのは、大学から近い茨城県協和町（現在の筑西市）。役場の保健センターに行き、地域の保健師さんについて回った。

あのときの感動は、忘れられない。一軒一軒、家庭訪問をし、高齢者の血圧を測ったり、健康相談を受けたりする。「最近、腰が痛い」といった訴えにもきちんと耳を傾ける。

保健師さんたちは、公民館に人を集め、減塩対策をはじめとする健康教育にも熱心に取り組んでいた。当時その地域は脳卒中がとても多く、「なんとかして予防したい」という気持ちが、表情にも言葉にもあふれていた。人間に興味があり、心理学者に憧れていた私にとって、住民の方と深く関わる仕事ぶりは、非常に魅力的だった。

協和町でも、その後に赴いた秋田県井川町でも、私は保健師さんたちと一緒に健診などを行いつつ、検査結果をもとにデータ分析も行った。一般住民を対象として、「どんな人が病気になるのか？」を調べる疫学調査である。

予防医学の基礎になり、すべてのエビデンスの「おおもと」にもなる大切な部分だ。これは医師としてもやり甲斐がある仕事だと強くひかれた。

しかも地元の人の家にまで行って話しこんだり、役場で実際の予防対策に取り組んでいる人たちと親しくなってお酒を酌み交わしたりするのだから、すべての情報は「なま」だ。

こうして私は、公衆衛生に自分の役割を見出したのだと感じる。

「集団医学」だから「最大幸福」が研究対象になる

改めて簡単に説明すると、「医学」は次の3つに大きく分けられる。

①**基礎医学**　病気そのものについての研究
②**臨床医学**　病気にかかった人についての治療・研究
③**社会医学**　病気と社会についての研究・対策

3つ目の社会医学は、さらに「公衆衛生学」（感染症、食中毒、生活習慣病など集団としての人を脅かす疾病や、母子保健、学校保健、成人保健、老人保健、産業保健など社会全体の健康増進にアプローチするもの）と「環境医学」（大気、水、食品安全、化学物資、生活衛生、労働衛生などの環境面にアプローチするもの）の2つに分かれる。

そして私の専門は、人の集団の最大幸福を追求する「公衆衛生学」である。最大幸福を実現するには、集団医学的な対策が欠かせない。

公衆衛生学は、社会の人々の健康を増進し、疾病の負担を軽減し、健康水準の格差をなくすのが目的だ。地域、国、地球レベルの健康への脅威に対処するための組織的な活動を実践・評価する学問なのだ。

大田区や鳩山町では「効果」が出はじめている

「北村君、臨床医は病気を治して患者に感謝されるけれど、公衆衛生は違うよ。誰にも『ありがとう』なんて言ってもらえない。だって僕らの成功は、世の中全体の病気の予防だからね。もしうまくいって病気が予防できたとしても、一人ひとりは『自分はそもそも病気にかからなかった』と思うだけで、それが誰かのおかげかなんて考えもしないよ」

若き日、小町先生は笑いながら私にこうおっしゃっていた。

だが、感謝されようがされまいが、地域の関係者が一体となって住民の健康を守るという地道な営みにより、病気にかかる人が確実に減っているという効果が認められたとき、それが私には何よりの喜びだ。

メタボや病気より健康余命と関係が大きいのに見過ごされていた老化による衰えに、世界各地の老年医学者が「フレイル」という名前をつけた。

その概念を私たち公衆衛生の専門家や行政、医療関係者、民間企業、NPO、ボランティア、そして住民自身が的確に認識して対策を講じなくてはいけない。実際に対策が進んでいる地域では確実に成果が出ている。

若き日の公衆衛生実習で、小町先生が打ち出す「脳卒中予防対策」を実施してもらおうと赴いた協和町や秋田県井川町、大阪府八尾市、高知県野市町（現在の香南市）などで、脳卒中がまわりの地域よりもぐんぐんと減っていったし、日本全体で今や脳卒中の死亡率はかつてのワースト1から第4位にまで低下している。

それと同じ効果が、大田区や鳩山町を筆頭に、フレイル対策でも少しずつあらわれている。

ただし、普及には時間がかかる。

日本は2008年に、生活習慣病対策を普及させるために「メタボリックシンドローム」という言葉を定着させようとした。

国が取り組む対策としてテレビ、新聞で大量の情報を流し、啓発活動を行い、特定健診を「メタボ健診」と銘打つことで、認知度は比較的早い時期から80％を超えた。現在の認知度は100％近くになっているのではないだろうか。

「フレイル」という言葉は、まだ定着にはいたっていないが、名前がついたことが大きな一歩だと私は考えている。実際に、フレイル対策を2年前にスタートした大田区では、現在、認知度がかなり高まってきた。

しかし、それでもまだ、私たち研究チームの清野諭研究員の推定によると、**大田区の高齢者におけるフレイルの認知度は約20％**に過ぎない。

「行動した人」から健康余命が変わる

「認知度を高めるのに3年。運動、食事、社会参加といった行動が広がるのに3年」

これが健康対策普及の目安だと私は考えている。つまり、**短く見積もっても行政からのトップダウンによる健康法の浸透には最低6年はかかる**ということだ。

だが、地域の中でも情報に敏感な人や開放性が高い人たちは、いち早く新しいことを取り入れる。そして彼らの影響力が、地域全体を行動へと導いていく。

スタンフォード大学の社会学者エヴェリット・ロジャースが提唱した「イノベーター理

スタンフォード大学のイノベーター理論

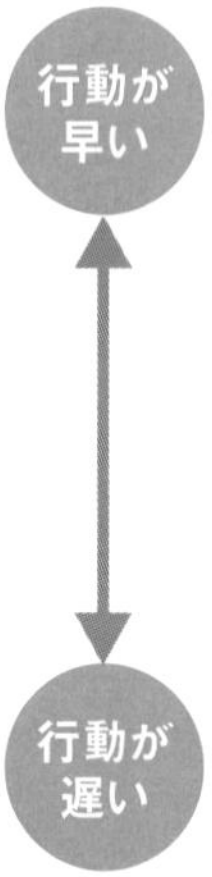

革新者	2.5%	誰よりも行動に移るのが早い
初期採用者	13.5%	トレンドに敏感
前期追随者	34%	平均より少し早く行動に移す
後期追随者	34%	みんながやっているなら行動する
遅滞者	16%	何があっても変化を拒む

論」のとおり、新しいことを誰よりも早く始める2・5％の人は革新者と呼ばれる。次に早く行動するのが、トレンドに敏感な13・5％の人で、初期採用者。

彼らにつられて「よさそうだ」と平均より少し早く行動する人が34％の前期追随者で、警戒心が強いが「みんながやっているなら」と行動するのが34％の後期追随者だ。

何があっても変化を拒む人も16％いるが、フレイル対策という確実に健康に役立つことは「最大多数の幸福を実現する」という観点で、ぜひとも早く取り入れてほしい。

そしてできればいち早く行動を起こして、あなたが地域に変化を起こす担い手になってほしい。

この本を読んでくださったあなたには、

ぜひ、影響力を与える人になっていただきたい。それがあなたの老後の健康と、日本全体の人生100年時代の健康にゆるやかにつながっていくはずだ。

私たちは100年の人生を生きるのだから、何かを始めるのに遅すぎるということは決してない。

人生100年時代の「健康」を究めることを夢見て。

＊＊＊

稿を終えるにあたり、私にフレイル予防の基礎をご指導いただきました新開省二先生（現・女子栄養大学大学院教授）、ならびに共に研究を進めてきた東京都健康長寿医療センター研究所「ヘルシーエイジングと地域保健研究メンバー」の皆様、そして本書で紹介した各自治体・地域の関係者並びに住民の方々に深甚の謝意を表します。

また、今回の執筆の機会をいただきましたサンマーク出版の梅田直希さんとフリーランス編集者の青木由美子さんに厚く御礼申し上げます。

追伸

本書の執筆には2年以上を要した。その間、「新型コロナウイルス」が猛威を振るい、自宅から出られない状況を想定しての健康法の必要性に迫られた。

そこで、私たちは、**感染症の蔓延や悪天候などで自宅から出られない状況になったときに、在宅でもできる「一日の行動目標」を8つセレクトしたチェック表（「本日の8ミッション」）を週間形式で作成してホームページで公開している。**

この中には本書で紹介したフレイル対策（筋トレ、栄養、社会参加等）が盛りこまれているので、是非参考にしてほしい。

https://www.healthy-aging.tokyo/

主要参考文献

・北村明彦、新開省二、谷口優、天野秀紀、清野諭、横山友里、西真理子、藤原佳典. *高齢期のフレイル、メタボリックシンドロームが要介護認定情報を用いて定義した自立喪失に及ぼす中長期的影響：草津町研究*. 日本公衆衛生雑誌、2017;64(10):593-606.

・Saito I, Kokubo Y, Kiyohara Y, Doi Y, Saitoh S, Ohnishi H, Miyamoto Y. *Prospective Study on Waist Circumference and Risk of All-Cause and Cardiovascular Mortality - Pooled Analysis of Japanese Community-Based Studies* -. Circulation Journal, 2012;76(12):2867-74.

・Kitamura A, Yamagishi K, Imano H, Kiyama M, Cui R, Ohira T, Umesawa M, Muraki I, Sankai T, Saito I, Iso H, On behalf of the CIRCS Investigators. *Impact of Hypertension and Subclinical Organ Damage on the Incidence of Cardiovascular Disease Among Japanese Residents at the Population and Individual Levels -The Circulatory Risk in Communities Study (CIRCS).* Circulation Journal, 2017 Jun 23;81(7):1022-1028.

・Rockwood K, Song X, MacKnight C, Bergman H, Hogan D B, McDowell I, Mitnitski A. *A Global Clinical Measure of Fitness and Frailty in Elderly People.* CMAJ, 2005 Aug 30;173(5):489-95.

・Fried L P, Tangen C M, Walston J, Newman A B, Hirsch C, Gottdiener J, Seeman T, Tracy R, Kop W J, Burke G, McBurnie M A, Cardiovascular Health Study Collaborative Research Group. *Frailty in Older Adults: Evidence for a Phenotype.* J Gerontol A Biol Sci Med Sci, 2001 Mar;56(3):M146-156.

・厚生労働省. *介護予防・日常生活支援総合事業のガイドライン*. https://www.mhlw.go.jp/file/06-Seisakujouhou-12300000-Roukenkyoku/0000205730.pdf

・新開省二、渡辺直紀、吉田裕人、藤原佳典、天野秀紀、李相侖、西真理子、土屋由美子 . *要介護状態化リスクのスクリーニングに関する研究　介護予防チェックリストの開発* . 日本公衆衛生雑誌、2010; 57(5):345-354.

・北村明彦、清野諭、谷口優、横山友里、天野秀紀、西真理子、野藤悠、成田美紀、池内朋子、阿部巧、藤原佳典、新開省二. *高齢者の自立喪失に及ぼす生活習慣病、機能的健康の関連因子の影響：草津町研究*. 日本公衆衛生雑誌、2020:67(2):134-145.

・Taniguchi Y, Kitamura A, Murayama H, Amano H, Shinozaki T, Yokota I, Seino S, Nofuji Y, Nishi M, Yokoyama Y, Matsuyama Y, Fujiwara Y, Shinkai S. *Mini-Mental State Examination Score Trajectories and Incident Disabling Dementia Among Community-Dwelling Older Japanese Adults.* Geriatr Gerontol Int, 2017 Nov;17(11):1928-1935.

・Suzuki T, Nishita Y, Jeong S, Shimada H, Otsuka R, Kondo K, Kim H, Fujiwara Y, Awata S, Kitamura A, Obuchi S, Iijima K, Yoshimura N, Watanabe S, Yamada M, Toba K, Makizako H. *Are Japanese older adults rejuvenating? Changes in health-related measures among older community dwellers in the last decade.* Rejuvenation Research, 2020 Jun 5. https://doi.org/10.1089/rej.2019.2291.

・内閣府. *平成30年版高齢社会白書*. 日経印刷（東京）. 2018年8月13日発行.

・厚生労働省. *平成29年国民健康・栄養調査報告* . https://www.mhlw.go.jp/content/000451755.pdf
・スポーツ庁. *平成29年度体力・運動調査結果の概要及び報告書について*. https://www.mext.go.jp/sports/b_menu/toukei/chousa04/tairyoku/kekka/k_detail/1409822.htm
・文部科学省. *平成29年度学校保健統計調査* .https://warp.ndl.go.jp/info:ndljp/pid/11293659/www.mext.go.jp/component/b_menu/other/__icsFiles/afieldfile/2018/03/26/1399281_03_1.pdf
・国立社会保障・人口問題研究所. *第15回出生動向基本調査*. http://www.ipss.go.jp/ps-doukou/j/doukou15/doukou15_gaiyo.asp
・United Nations. *The 2019 Revision of World Population Prospects.* https://population.un.org/wpp2019/
・独立行政法人 労働政策研究・研修機構 . *産業別就業者数*. https://www.jil.go.jp/kokunai/statistics/timeseries/html/g0204.html
・総務省 . *過疎地域の現況* .https://www.soumu.go.jp/main_content/000569949.pdf
・Abe T, Kitamura A, Seino S, Yokoyama Y, Amano H, Taniguchi Y, Nishi M, Nofuji Y, Ikeuchi T, Sugiyama T, Shinkai S. *Frailty status and transport disadvantage: comparison of older adults' travel behaviours between metropolitan, suburban, and rural areas of Japan.* (投稿中)
・Tsushita K, S Hosler A, Miura K, Ito Y, Fukuda T, Kitamura A, Tatara K. *Rationale and Descriptive Analysis of Specific Health Guidance: the Nationwide Lifestyle Intervention Program Targeting Metabolic Syndrome in Japan.* Journal of Atherosclerosis and Thrombosis, 2018;25(4):308-322.
・Seino S, Sumi K, Narita M, Yokoyama Y, Ashida K, Kitamura A, Shinkai S. *Effects of Low-Dose Dairy Protein Plus Micronutrient Supplementation During Resistance Exercise on Muscle Mass and Physical Performance in Older Adults: A Randomized, Controlled Trial.* J Nutr Health Aging, 2018;22(1):59-67.
・World Health Organization. *Risk Reduction of Cognitive Decline and Dementia.* WHO Guidelines, WHO(Geneva), 2019.
・Taniguchi Y, Yoshida H, Fujiwara Y, Motohashi Y, Shinkai S. *A Prospective Study of Gait Performance and Subsequent Cognitive Decline in a General Population of Older Japanese.* J Gerontol A Biol Sci Med Sci, 2012 Jun;67(7):796-803.
・Warmoth K, Lang I A, Phoenix C, Abraham C, Andrew M K, Hubbard R E, Tarrant M. *'Thinking you're old and frail': a qualitative study of frailty in older adults.* Ageing & Society, 2016 Aug;36(7):1483-1500.
・北村明彦、西真理子、横山友里. *「地域住民の加齢による変化を継続的に把握するための調査の手引き」*. 平成30年度 老人保健事業推進費等補助金 老人保健健康増進等事業報告書. 2019.3. https://www2.tmig.or.jp/spch/data/「地域住民の加齢による変化を継続的に把握するための調査の手引き」.pdf
・東京都健康長寿医療センター研究所 社会参加と地域保健研究チーム . *『セカンドライフの健康づくり応援手帳』*. 平成28年10月31日発行.
・Cooper R, Kuh D, Hardy R, Mortality Review Group; FALCon and HALCyon Study Teams. *Objectively Measured Physical Capability Levels and Mortality: Systematic Review and*

Meta-Analysis. BMJ, 2010 Sep 9;341:c4467.
・Leong D P, Teo K K, Rangarajan S, Lopez-Jaramillo P, Avezum A Jr, Orlandini A, et al. *Prognostic value of grip strength: findings from the Prospective Urban Rural Epidemiology (PURE) study.* THE LANCET, 2015 Jul 18;386(9990):266-273.
・Abe T, Nofuji Y, Seino S, Murayama H, Yoshida Y, Tanigaki T, Yokoyama Y, Narita M, Nishi M, Kitamura A, Shinkai S. *Healthy Lifestyle Behaviors and Transitions in Frailty Status Among Independent Community-Dwelling Older Adults: The Yabu Cohort Study.* Maturitas, 2020 Jun;136:54-59.
・Seino S, Nishi M, Murayama H, Narita M, Yokoyama Y, Nofuji Y, Taniguchi Y, Amano H, Kitamura A, Shinkai S. *Effects of a Multifactorial Intervention Comprising Resistance Exercise, Nutritional and Psychosocial Programs on Frailty and Functional Health in Community-Dwelling Older Adults: A Randomized, Controlled, Cross-Over Trial.* Geriatrics & Gerontology International, 2017 Nov;17(11):2034-2045.
・Kitamura A, Seino S, Abe T, Nofuji Y, Yokoyama Y, Amano H, Nishi M, Taniguchi Y, Narita M, Fujiwara Y, Shinkai S. *Sarcopenia: prevalence, associated factors, and the risk of mortality and disability in Japanese older adults.*（投稿中）
・東京都健康長寿医療センター研究所健康長寿新ガイドライン策定委員会編著. *『健康長寿新ガイドライン　エビデンスブック』*. 社会保険出版社（東京）、2017.
・熊谷修、渡辺修一郎、柴田博、天野秀紀、藤原佳典、新開省二、吉田英世、鈴木隆雄、湯川晴美、安村誠司、芳賀博 . *地域在宅高齢者における食品摂取の多様性と高次生活機能低下の関連.* 日本公衆衛生雑誌、2003;50(12):1117－1124.
・嶋本喬、飯田稔編著．小町喜男監修 . *『地域における循環器疾患の疫学研究と予防対策の発展：秋田・大阪における40年の歩み』*. 日本公衆衛生協会（東京）、2007.
・小西正光. *日本人の循環器疾患の原点とその後の変遷ー秋田における病理・疫学的研究を中心にして.* 日本医事新報、2009;4435:58-64（前編）、4439:59-64（中編）、4443:53-59（後編）.
・Kudo A, Kitamura A, Imano H, Cui R, Umesawa M, Yamagishi K, Ohira T, Muraki I, Hayama-Terada M, Kiyama M, Iso H. *Salt Taste Perception and Blood Pressure levels in Population-Based Samples: The Circulatory Risk in Communities Study (CIRCS).* British Journal of Nutrition (in press).
・KAGOME.「8月31日は野菜の日！一目瞭然、見て学ぶ野菜摂取量 up のコツ」. https://www.kagome.co.jp/vegeday/nutrition/201708/6828/
・大平哲也、広崎真弓、今野弘規、木山昌彦、北村明彦、磯博康. *笑い・ユーモア療法による認知症の予防と改善.* 老年精神医学雑誌、2011;22(1):32-38.
・西真理子、北村明彦、横山友里. *「介護予防活動を効果的・効率的に実施するための手引き」.* 平成30年度 老人保健事業推進費等補助金 老人保健健康増進等事業報告書. 2019.3. https://www2.tmig.or.jp/spch/data/「介護予防活動の効果的・効率的実施を目指すための手引き」.pdf
・Kim J H, Lee J E. *The Facebook Paths to Happiness: Effects of the Number of Facebook Friends and Self-Presentation on Subjective Well-Being.* Cyberpsychology, Behavior, and Social Networking, 2011 Jun;14(6):359-64.
・Taniguchi Y, Seino S, Nishi M, Tomine Y, Tanaka I, Yokoyama Y, Amano H, Kitamura A, Shinkai S. *Physical, social, and psychological characteristics of community-dwelling elderly*

Japanese dog and cat owners. PLOS ONE, 2019;14(3):e0214824.
・遠峰結衣、清野諭、田中泉澄、西真理子、津村良子、長岡誠、北村明彦、新開省二. *高齢者の運動習慣形成のための“スクワット・チャレンジ”.* 保健師ジャーナル、2018;74(6):492-496.
・新開省二、吉田裕人、藤原佳典、天野秀紀、深谷太郎、李相侖、渡辺直紀、渡辺修一郎、熊谷修、西真理子、村山洋史、谷口優、小宇佐陽子、大場宏美、清水由美子、野藤悠、岡部たづる、干川なつみ、土屋由美子 . *群馬県草津町における介護予防10年間の歩みと成果.* 日本公衆衛生雑誌、2013;60(9):596-605.
・Abe T, Kitamura A, Seino S, Yokoyama Y, Amano H, Taniguchi Y, Nishi M, Narita M, Ikeuchi T, Tomine Y, Fujiwara Y, Shinkai S. *Differences in the Prevalence of and Factors Associated With Frailty in Five Japanese Residential Areas.* Int J Environ Res Public Health, 2019 Oct 18;16(20):3974.
・田中泉澄、北村明彦、横山友里、成田美紀、清野諭、遠峰結衣、西真理子、新開省二. *都市部高齢者における食品摂取多様性および所得と精神的健康度との関連.* 厚生の指標、2020;67(4):1-7.
・総務省 .*「平成30年版　情報通信白書」インターネットの利用目的.* https://www.soumu.go.jp/johotsusintokei/whitepaper/ja/h30/html/nd142120.html
・Taniguchi Y, Fujiwara Y, Murayama H, Yokota I, Matsuo E, Seino S, Nofuji Y, Nishi M, Matsuyama Y, Shinkai S. *Prospective Study of Trajectories of Physical Performance and Mortality Among Community-Dwelling Older Japanese.* J Gerontol A Biol Sci Med Sci, 2016 Nov;71(11):1492-1499.
・新開省二、藤田幸司、藤原佳典、熊谷修、天野秀紀、吉田裕人、竇貴旺 . *地域高齢者におけるタイプ別閉じこもりの予後 2年間の追跡研究.* 日本公衆衛生雑誌、 2005;52(7):627-638.
・Fujiwara Y, Nishi M, Fukaya T, Hasebe M, Nonaka K, Koike T, Suzuki H, Murayama Y, Saito M, Kobayashi E. *Synergistic or Independent Impacts of Low Frequency of Going Outside the Home and Social Isolation on Functional Decline: A 4-year Prospective Study of Urban Japanese Older Adults.* Geriatrics & Gerontology International, 2017 Mar;17(3):500-508.
・Masui Y, Gondo Y, Inagaki H, Hirose N. *Do Personality Characteristics Predict Longevity? Findings From the Tokyo Centenarian Study.* Journal of the American Aging Association, 2006;28(4):353-61.
・Nofuji Y, Shinkai S, Taniguchi Y, Amano H, Nishi M, Murayama H, Fujiwara Y, Suzuki T. *Associations of Walking Speed, Grip Strength, and Standing Balance With Total and Cause-Specific Mortality in a General Population of Japanese Elders.* J Am Med Dir Assoc, 2016 Feb;17(2):184.e1-7.

【著　者】

北村明彦（きたむら・あきひこ）

東京都健康長寿医療センター研究所 社会参加と地域保健研究チーム 研究部長。

医学博士。

日本公衆衛生学会認定専門家、日本疫学会上級疫学専門家、社会医学系専門医協会指導医・専門医。


1989 年筑波大学大学院医学研究科を修了後、大阪府立成人病センター、大阪府立健康科学センター、大阪がん循環器病予防センター、大阪大学で診療・研究・教育に従事。2016 年 1 月より現職（2020 年度現在）。

生活習慣病予防と介護予防という壮年期・高齢期の両健康を専門分野としており、脳卒中・心臓病・高血圧・脂質異常・糖尿病の予防に加え、フレイル・ロコモティブシンドローム・認知症の予防を研究テーマとしている。2017 年に「高齢者の健康余命にフレイルが大きく関与、メタボリックシンドロームの影響は認められず」という研究成果を発表し、公衆衛生学の新たな知見を導いた。

日本公衆衛生学会理事、日本疫学会代議員、日本循環器病予防学会評議員、日本脳卒中学会評議員を務めるなど、数多くの学会に携わっている。

100年時代の健康法

2020年10月 1 日　初版印刷
2020年10月10日　初版発行

著　者　北村明彦
発行人　植木宣隆
発行所　株式会社サンマーク出版
　　　　東京都新宿区高田馬場 2-16-11
　　　　電話　03-5272-3166
印　刷　中央精版印刷株式会社
製　本　株式会社若林製本工場

ISBN978-4-7631-3768-5 C0036
ホームページ　https://www.sunmark.co.jp